歯科
臨床ビジュアライズ
教科書にはない臨床家の本道

補綴篇

阿部 修 東京都・平和歯科医院

Dd デンタルダイヤモンド社

はじめに

　筆者は専門医ではなく、総合診療医（General Practitioner：GP）である。

　この15年以上、ご縁がありおもに歯内療法に関する執筆や講演を行ってきた。そのいずれにおいても、当初から冒頭でGPであることを強調し、あくまでもその視点から歯内療法の質を高めるためにできることを探り、検証を行ってきた。

　つまり、筆者はGPとして、多くの一般開業医と同様に、歯内療法のみならず、う蝕や歯周病、クラウン・ブリッジから総義歯、そして小矯正から口腔外科に至るまで、そのすべての治療を日々行っている。

　歯科疾患の多くは治癒することのない、いわゆる慢性疾患であることから、患者との信頼関係を最も大切にし、一人ひとりと生涯にわたり責任をもってかかわり続ける覚悟で診療に臨んでいる。筆者はGPとして、日々訪れてくれる一人ひとりの患者に心から感謝しつつ、誇りをもって仕事をさせていただいている。

　そのような総合診療をいくつかのカテゴリーに分類し、本書では「補綴」の分野において筆者が難しいと感じた症例を中心に供覧する。そのなかで、どうすればそうした症例に対応できるのかを考えるきっかけになることを趣旨・目標とし、あくまでも症例ベースで解説した。カテゴリーの最後に、症例を通して筆者が最も伝えたいことを"Master Point"として記した。また、本書と対になる、「保存」を柱にした1冊も同時に上梓した。併せてご高覧いただければ幸いである。

　本書で示した臨床症例のなかから、読者の先生方にとって何か一つでも、明日の臨床において役立つ内容があるとすれば、幸甚の至りである。

2018年2月

阿部 修

CONTENTS
歯科臨床ビジュアライズ 教科書にはない臨床家の本道・補綴篇

6　**PROLOGUE CASE**
口腔扁平苔癬

ESSENTIAL 1　補 綴

28　**CASE 1**
オーバーデンチャー 26年経過

47　**SYNAPSE CASE 1**
オーバーデンチャー 33年経過

56　**CASE 2**
ガマンできない義歯

77　**SYNAPSE CASE 2**
義歯の形を変えて失敗

94　**CASE 3**
旧義歯の形を大幅に変えなければならない：総義歯難症例1

120　**SYNAPSE CASE 3**
デンチャースペース義歯：総義歯難症例2

134　**CASE 4**
総義歯理論の部分床義歯への応用

142　**MASTER POINT**
有歯顎（インプラントを含む）
オーバーデンチャーと無歯顎総義歯の治療方針

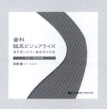

目次紹介

歯科臨床ビジュアライズ 教科書にはない臨床家の本道・保存・難症例篇

ESSENTIAL 2 保存

- 10 **CASE 1**
  歯内療法
  眼下から首、そして肩にかけてまで痛みがある症例

- 26 **CASE 2**
  歯内療法
  痛みが続く、開かない根管（閉塞根管症例）

- 36 **CASE 3**
  歯内療法
  パーフォレーションリペア

- 42 **CASE 4**
  歯内療法
  歯髄を残す（MTAによる直接覆髄 10年経過症例、変色への対応）

- 50 **CASE 5**
  歯周療法
  歯石は本当に除去できているのか？（マイクロインスツルメンテーション症例）

- 59 **SYNAPSE CASE 1**
  歯周療法
  気になる口臭の原因を映像で見せることで、モチベーションが向上、維持される（マイクロインスツルメンテーション症例）

- 62 **SYNAPSE CASE 2**
  歯内−歯周複合病変
  歯内療法と非外科的な歯石除去によって劇的な骨再生が認められた症例

- 64 **MASTER POINT**
  保存治療の本質

ESSENTIAL 3 難症例

- 70 **CASE 1**
  重度歯周病（＋歯内療法＋部分床義歯）
  多数の歯を抜歯してインプラントが必要と説明されたが、受け入れられなかった症例

- 92 **CASE 2**
  垂直性歯根破折
  付着の喪失がないクラック

- 96 **CASE 3**
  垂直性歯根破折
  付着が喪失したクラック

- 112 **MASTER POINT**
  天然歯はどこまで残せるのか

- 114 **EPILOGUE CASE**
  歯内療法 根尖破壊症例

Prologue Case

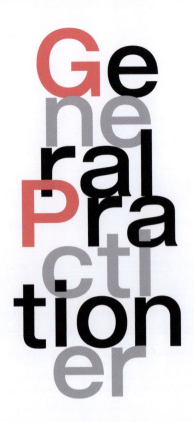

PROLOGUE CASE

口腔扁平苔癬

46歳、女性
開業医として、患者に寄り添い、
できるだけ助けたい

PROLOGUE CASE

　患者は46歳の女性、口の中がヒリヒリと痛むという主訴で来院。数日前から急に口腔内に灼熱感と痛みが発現、その後症状が強くなり、著しく食事が摂りづらくなっているとのことであった。頰粘膜に白色のレース状模様が、歯肉には発赤が認められた。頰粘膜の模様は、ガーゼで拭き取れるようなものではなかった。現症および臨床症状から口腔扁平苔癬を疑い、都内の大学病院歯科口腔外科を紹介した。

苦しみを訴える患者にできるのは、
寄り添い、口腔内をきれいにすることだけだった

　大学病院では口腔扁平苔癬の診断を受け、治療が開始された。おもに投薬による対症療法が行われたが、患者の症状は改善しなかった。患者は自ら別の大学病院を受診し、そこでの診断は同じであったが、他の種類の投薬による治療を受けた。しかしながら、やはり患者のつらい症状が消えることはなかった。

　日常生活に大きな支障を来していることから、困り果てた患者が、改めて当院に来院した。患者は、「とにかく、いまよりほんの少しでも、このつらい症状が和らぐような方法はないものでしょうか」と、泣きつくように相談された。残念ながら、現代医療ではその期待に応えられるような治療方法がないことを説明し、できることがあるとすれば、とにかく口腔内をきれいにすることしかないと伝えた。筆者にできることは、できるかぎりの口腔ケアを行い、それによって口腔内細菌数を減らし、あわよくば細菌の産生するプロテアーゼなどのタンパク分解酵素を減少させることで、それによる粘膜保護層の破壊を防ぐことを期待する程度しか、考えられなかった。

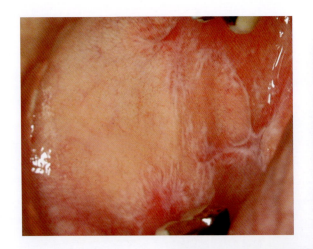
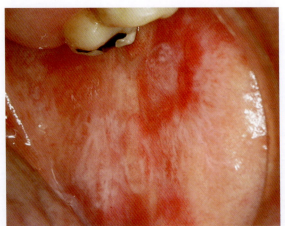
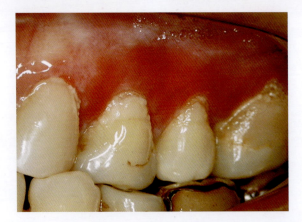

1 46歳、女性。初診時右側頬粘膜。数日前から急に口腔内に灼熱感と痛みが発現し、症状は悪化傾向。とくに酸味や辛みのある食事は痛くて食べられないとのことであった。粘膜には白色のレース状の模様が認められた

2 初診時左側頬粘膜。一部が発赤し、接触時には痛みを訴えた。レース状の模様は、擦っても除去できなかった

3 歯肉粘膜も発赤し、痛みでブラッシングができない状況であった。臨床所見から口腔扁平苔癬を疑い、大学病院歯科口腔外科を紹介した。大学病院では口腔扁平苔癬の診断を受け、ステロイドなどの薬物療法を開始したが、患者の痛みは改善しなかった。患者は自ら他の大学病院を受診したが、おおむね同じ診断と対応が行われた

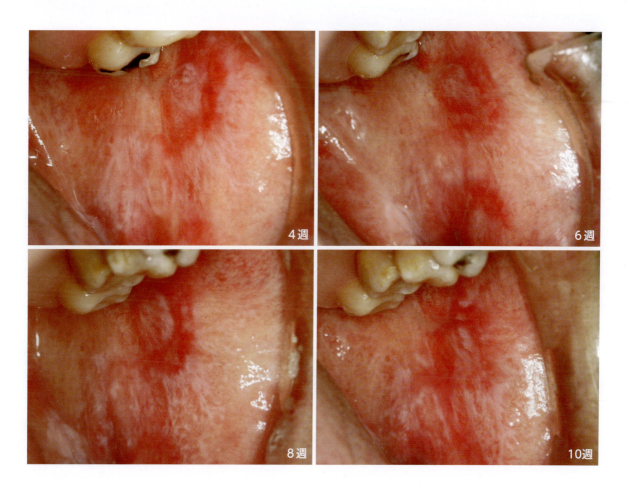

4 a：初診から4週、b：同6週、c：同8週、d：同10週

痛みの症状が緩和しないことから、「とにかくいまよりほんの少しでも、このつらい症状が和らぐような方法はないものでしょうか」と、泣きつくように相談された。しかしながら、筆者ができることは口腔内の衛生状態を向上させることくらいであることを説明し、徹底したプラークコントロールを1〜2週おきに実施した。それによって患者の症状はわずかに緩和されたが、当然劇的な改善は認められなかった。そして、口腔内のレース状模様は、刻々と変化した

首筋の湿疹から金属アレルギー検査へ

　そうして、1～2週間おきに口腔ケアに来院されるようになったある日、患者がうがいをした際、患者の首筋に湿疹ができているのを見つけた。問診したところ、たまにネックレスで湿疹ができるものの、すぐに消えるので気にしていなかったとの証言を得た。検査と治療は大学に任せており、特別な対応を考えていなかったが、金属アレルギーの疑いがあることを説明し、連携医療機関の皮膚科で検査をしてもらった。その結果、ニッケル（Ni）アレルギーであることが判明した。

PROLOGUE CASE

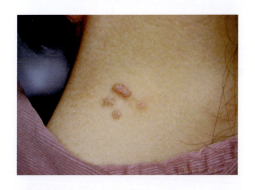

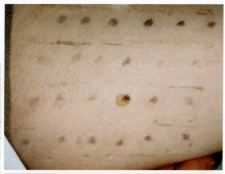

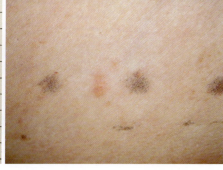

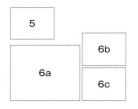

5 首筋の湿疹
6 金属アレルギー検査と検査時の皮膚の状態。
その結果、ニッケル（Ni）アレルギーと判明

多数の補綴物から Ni を含む 1 本のクラウンを特定

　口腔内には、古いシルバー色のインレーから白金加金、そしてメタルボンドに至るまで、19本の歯に多種類の金属補綴物が装着されていた。そのうちのどれかに Ni が含まれている可能性があり、それを除去することで、症状の改善が得られるかもしれないと考えた。そこに希望を見出し、患者とともに前へ進むことにした。

　補綴歯が多いことから、筆者はすべての金属を外すというのではなく、検査によって Ni を含む合金を探し出し、ピンポイントでそれを除去できないかと考え、XMA 定性分析を利用することとした。口腔内のすべての金属について、バーと綿球を用いてサンプリングを行った。すべての金属補綴物について、1 本ずつわずかに削ってサンプルを採取した。その際、すべてのサンプルごとにバーを新しいものに交換し、コンタミネーションが起こらないように細心の注意を払った。XMA 定量分析検査の結果は驚くべきものであった。19本中のわずか 1 本、しかも最も Ni 含有の可能性が低いと考えられたメタルボンドクラウンに Ni が含まれていたのである。

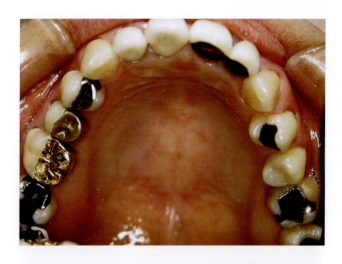
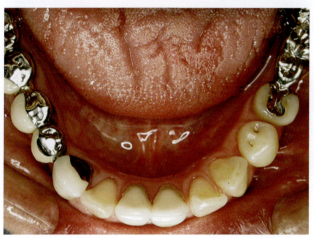
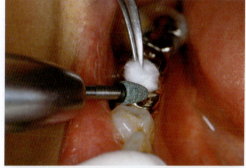
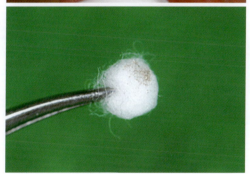

7 上顎咬合面観。修復歯は11本、多種類の補綴物が存在
8 下顎咬合面観。修復歯は8本、多種類の補綴物が存在。上下顎のいずれかにNiを含む補綴物がある可能性があった。これらすべてを除去することは現実的ではないと考えた
9 補綴歯のなかからNiを含む金属を探し出すために、XMA定性分析法を行うことにした。すべての補綴物からわずかな量の金属サンプルを削って採取した。その際には1本ずつ新品のバーに交換して、コンタミネーションが起こらないように細心の注意を払った

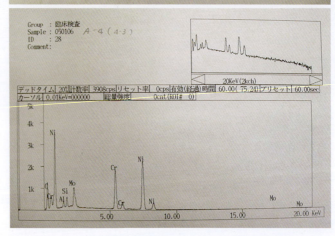

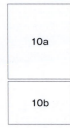

10 XMA定性分析の結果、わずか1本の歯に、ニッケル・クロム合金があることが判明した

PROLOGUE CASE

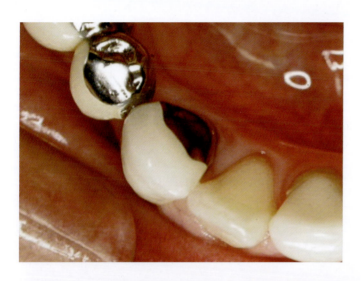

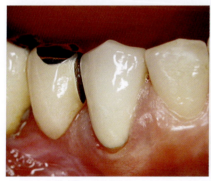
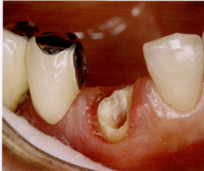
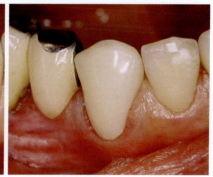

11		
12a	12b	12c

11 原因と疑われたのは、当初最も疑いが少ないと考えられた ３| のメタルボンドクラウンであった
12 検査結果に基づき、すぐに当該クラウンを内部のメタルコアも含めて除去し、ファイバーコアとテンポラリークラウンに置き換えた

補綴物除去後、約11ヵ月で症状は完全に消失

　この検査結果に基づき、すぐさま該当するメタルボンドクラウンを除去し、テンポラリークラウンに変更した。除去直後は金属切断時の金属片の飛散が生じるため、一時的な症状の悪化が認められた。しかし、その後は徐々に症状が改善に向かい、約11ヵ月で完全に症状は消失した。患者には、かつて経験したことがないほどの感謝の言葉をいただいたが、頬粘膜の模様はまだ消失していなかったため、主治医としてはまだまだ油断できないという気持ちをもっていた。

　その後、症状の再発はなく、来院も途絶えていたが、3年後の来院時には、粘膜の模様も完全に消失していた。現在11年経過しているが、症状の再発はなく、完全に治癒したものと考えている。

患者に寄り添うことで得られた幸運

　現在であれば、最初からアレルギーなどを疑い、もう少しスピーディーな対応ができたかもしれない。しかし、当時は2つの大学病院において診断されたこともあり、筆者が対応できる症例ではないという考えがあった。本症例は、一度は諦めかけた症状の改善が、幸運にも、患者に寄り添ってできることを行っているうちに原因の発見へと繋がった。そして、検査によって最小限の介入を行い、最大限の効果が得られたケースであった。

　当然のことではあるが、開業医として患者の口腔のみならず、身体全体を診ることは不可欠である。そのうえで、苦しむ患者の心をいかに受け止めることができるか、そして歯科医師として何ができるのかを問い続けなければならない。それを続けることで、自ずと道が拓けると感じている。本症例のみならず、これから供覧する症例は、すべてそのような姿勢で臨んだ結果、成果を得たものである。

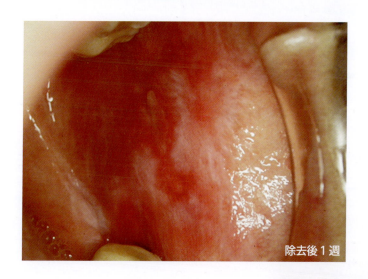

除去後1週

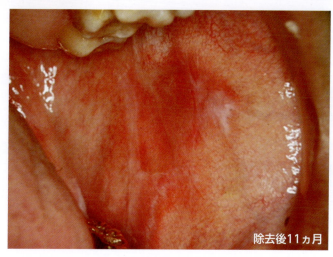

除去後11ヵ月

13 メタルボンドクラウン除去後1週の左側頬粘膜。原因金属除去時に金属片飛散が生じるため、一時的な症状の悪化が認められたが、その後は徐々に症状が消失した

14 除去後11ヵ月の左側頬粘膜。臨床症状は完全に消失していた。患者にはとても喜ばれたが、頬粘膜には依然としてレース状の模様が残っており、主治医としてはまだまだ安心できない気持ちをもっていた

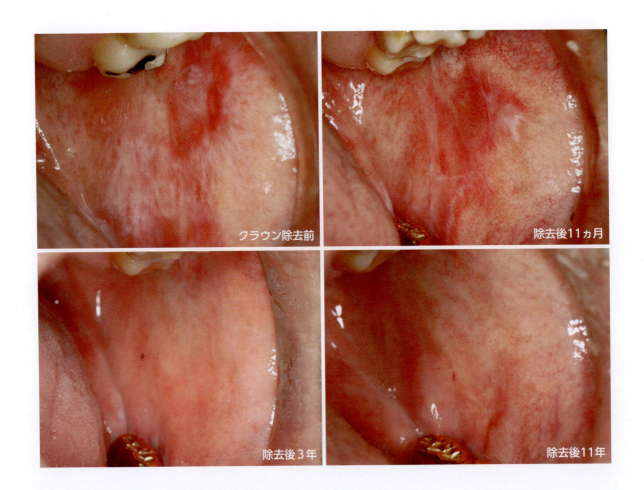

15 左側頬粘膜の経過。**a**：クラウン除去前、**b**：除去後11ヵ月、**c**：除去後3年、**d**：除去後11年

除去後11ヵ月で症状が消失し、その後の来院は途絶えたが、3年経過時に他部位の治療にて来院。頬粘膜はほぼ完全に治癒していた。現在11年が経過しているが、症状の再発はない

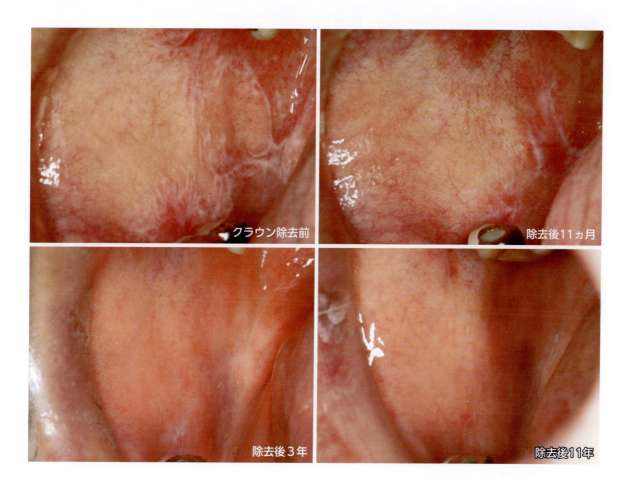

16 右側頬粘膜の経過。**a**：クラウン除去前、**b**：除去後11ヵ月、**c**：除去後3年、**d**：除去後11年

湿疹から金属アレルギーを疑い、検査によってアレルギー反応とアレルゲンを見つけ、XMA定性分析検査によって多数の口腔内金属から1つのアレルゲンを含む補綴物を特定。そのわずか1本の補綴物の除去によって、すべての症状を改善させることができた

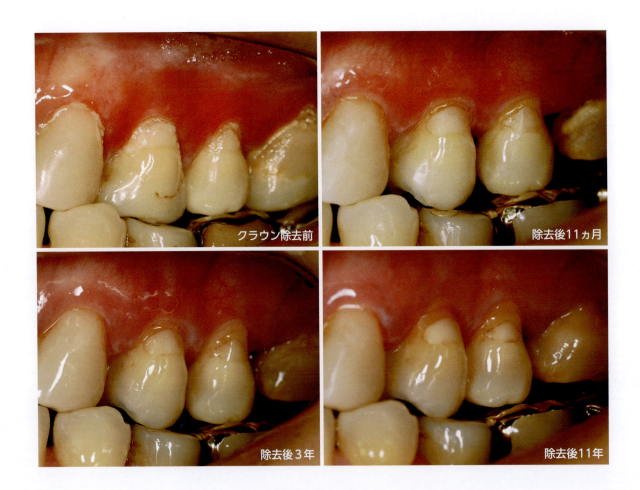

17 歯肉粘膜の経過。**a**：クラウン除去前、**b**：除去後11ヵ月、**c**：除去後3年、**d**：除去後11年

患者の口腔のみならず、身体全体を診ることは不可欠である。また、苦しむ患者の心をいかに受け止めることができるか、そして歯科医師として何ができるのかを問い続けなければならない。その継続によって自ずと道が開けると感じた症例であった

ESSENTIAL 1 補綴

28	CASE 1
47	SYNAPSE CASE 1
56	CASE 2
77	SYNAPSE CASE 2
94	CASE 3
120	SYNAPSE CASE 3
134	CASE 4
142	MASTER POINT

General Practitioner

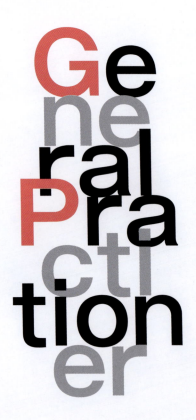

ESSENTIAL 1

補綴

できるかぎり歯を残しつつ、新技術との調和を目指して行った有床補綴

「抜歯」は、判断として最もシンプルであり、感染源の除去という観点からは最も確実である。しかし、その後に患者にとっては「欠損」という機能障害が生涯残ることを忘れてはならない。ただ何よりも、その歯を抜歯するかどうかの最終判断は、患者自身がすべきものであると筆者は考えている。われわれはあくまでも医学的な客観性をもって、正確かつ公平な情報提供を行い、それをもとに患者が判断するのである。

がん患者を例に考えるとわかりやすい。あるがんに罹患した患者に、医師が手術を勧めたとしても、それをするかしないかの最終判断は患者が決めるであろう。医師は手術をした場合の生存率、手術をせずに放射線療法などを選択した場合の生存率、そして何もしなかった場合の生存率などの情報を提供する。決して、医師が患者に手術を押しつけることはできない。たとえ、その手術をしなければ患者が死に至ると考えられる場合でも、である。

歯科医療の現場では、そこまで歯科医師と患者の間でシビアなやりとりがなされていないと感じる。それは、直接死に至ることがほとんどない領域であることもその要因であると考えられるが、1本の歯を失われることが、どの程度の重大性をもって扱われているのかは、臨床現場によって大きく異なっているように思われる。

少数歯残存症例においては、1本の歯が果たす役割が大きいことはいうまでもない。インプラント治療の信頼性が高まった現在においては、それがない時代と比較すると、劇的に義歯をインプラントによって安定させられる時代が到来したと感じており、実際にその恩恵を受けてもいる。しかし、条件の厳しい天然歯を簡単に抜歯することが、患者の求める歯科医療だとは思えない。

患者自身の本来の姿を大きく変えることなく、残存する天然歯を患者が望むかぎりできるだけ保存し、患者との信頼関係を築きながら、必要によっては思い切った介入を行い、その日々の生活を支える。言葉で表せば簡単なことであるが、その実践は容易なことではない。

「Essential 1 補綴」では、筆者が恩師である故 国島康夫先生からの医院承継を経て、温故知新を目指して四苦八苦し続けている義歯症例を供覧したい。

CASE 1

オーバーデンチャー
26年経過

74歳、男性
慣れた義歯の形を変えない

患者は、筆者が担当することになったとき、74歳であった。上顎は総義歯、下顎は 3|4 が残存するオーバーデンチャーであり、ともに過去14年間にわたって問題なく使用していた。筆者が担当となった当時、3| の痛みを主訴に来院した。3| の動揺度は3度で、ぶらぶらの状態であった。|4 の骨植は良好であったが、3| の支持が消失したため、下顎義歯が |4 を中心軸として回転し、14年間、何の不自由もなく生活できていた患者のお気に入りの義歯が、機能不全を起こしていた。

「慣れ親しんだ義歯の形を大きく変えないでほしい」

　当時の患者の希望は、以下のとおりであった。
　「自分は若いときから歯のことで苦労してきたので、まだ身体が健康ないまのうちにしっかり治したい。いままでのように、何でも食べられるようになりたい。できることなら、現在の慣れ親しんだ義歯の形を大きく変えないでほしい」
　主治医として、この患者の希望にどう応えるか、応えられるかを考えたとき、一つの大きな選択肢としてインプラントオーバーデンチャーが思い浮かんだ。

　患者の下顎旧義歯は、3本の残存歯があったときに作製されたものであり、それを残存歯が抜歯になるたびに微調整をしながら14年間機能してきた、いうなれば身体になじんだ義歯であった。もしも総義歯に準じた形態にするとすれば、吸着を得るために大幅な辺縁形態の修正が必要となる。そうなった場合、患者の希望である「現在の形を変えないでほしい」という条件からは大きくかけ離れてしまう。そこで、もしも1、2本のインプラントを右側に埋入することができれば、現在の義歯をそのままに、ほぼ同じ辺縁形態で使用し続けることができる可能性がある。義歯を再製する費用をインプラントに充当すれば、コストを抑えることにもなる。

　総義歯とインプラント義歯という、2つの選択肢を患者に説明したところ、患者は体力があるうちにとのことで、迷うことなくインプラント義歯を選択した。患者は、これまで愛着をもって使用してきた義歯の形を変えないことを、最優先の条件として選んだのである。

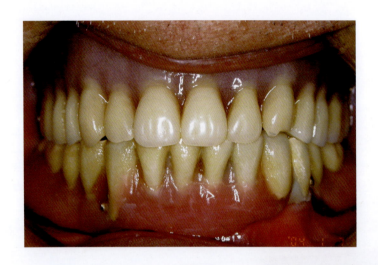

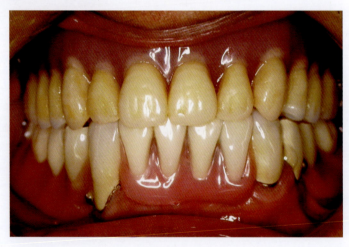

1 74歳、男性。筆者が担当となった初診時の正面観。右下の歯が痛いということが主訴であった
2 14年前の義歯装着時の正面観

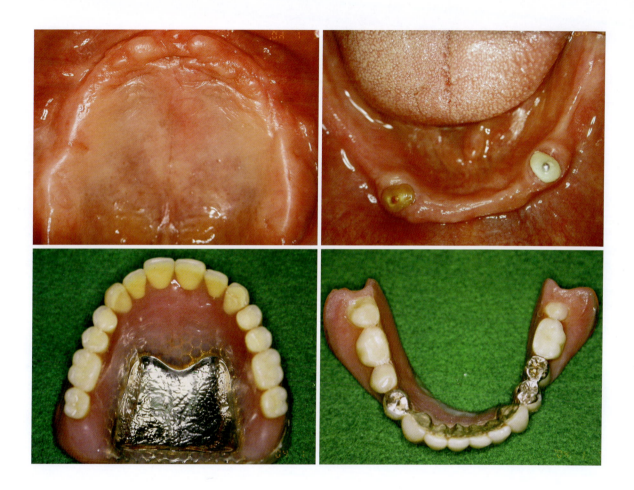

3 上顎は無歯顎、下顎は 3|4 が残存しているが、3| は動揺度3度。|4 は自家製 OP アンカーアタッチメントが装着されていた

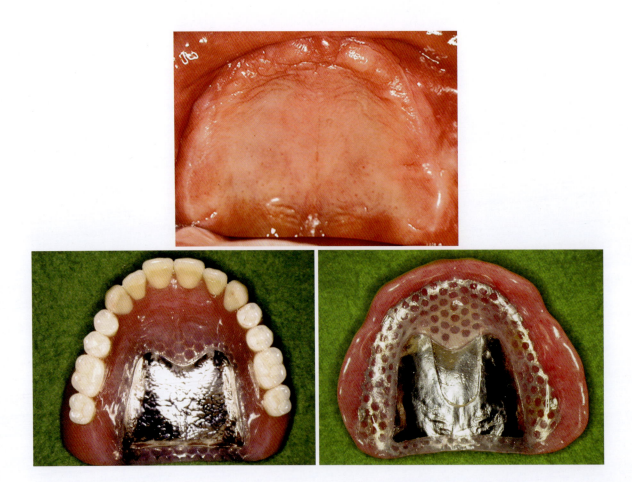

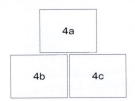

4 上顎総義歯装着当時の口腔内写真。顎堤吸収量は大きいが、作製された義歯はその後安定して、現在まで使用され続けていた

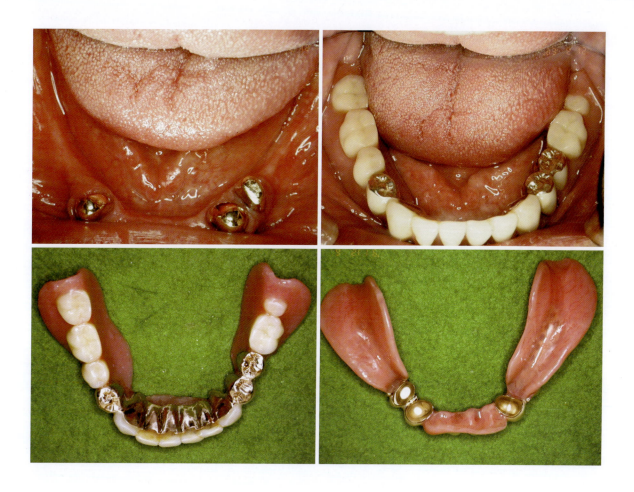

5 下顎義歯装着当時の口腔内写真。3本の歯が残存していたが、この後14年の間に少しずつ変化し、保存的な対応を行いながら現在に至っていた

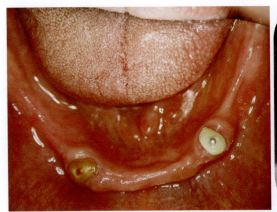
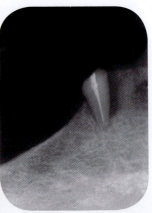
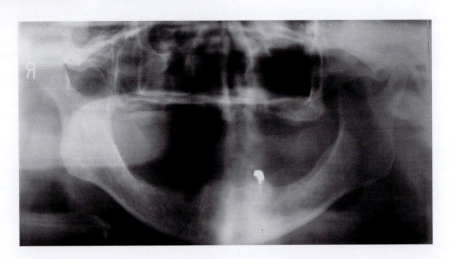

6 今回の主訴である$\overline{3|}$の動揺度は3度、近心には根尖に至る歯周ポケットが存在し、保存は困難であった。$\overline{3|}$の抜歯により、残存歯が1本となることから、$\overline{|4}$を回転中心とした義歯の動きが起こるため、現在の義歯を総義歯に準じた外形に大幅に変更しなければならないという予測を説明した

7 $\overline{3|}$抜歯後パノラマX線写真。患者の希望は、「自分は若いときから歯のことで苦労してきたので、まだ身体が健康ないまのうちにしっかり治したい。いままでのように、何でも食べられるようになりたい。そのために新しい義歯を作製してほしいが、できるだけこれまで慣れ親しんだ義歯の形を変えないでほしい」ということであった

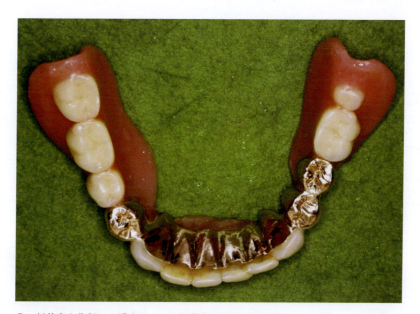

8 新義歯を作製した場合は、この旧義歯の形態を維持することは難しい。他方、インプラント義歯とした場合は、旧義歯に維持装置を組み込むことで、そのまま使用できると考えた

患者は義歯を新しくすれば咬めるようになると考えているようであったが、たとえ旧義歯の形態を大きく変えず、新義歯を作製したとしても、4┃の残存歯1本だけでこの義歯を安定させることは困難であると予想された。そこで、同じコストをかけるのであれば、インプラントによって支台歯数を増やし、これまで使用してきた義歯に維持装置を組み込んでそのままこれからも使ったほうが、患者にとって劇的な改善が得られると考えた

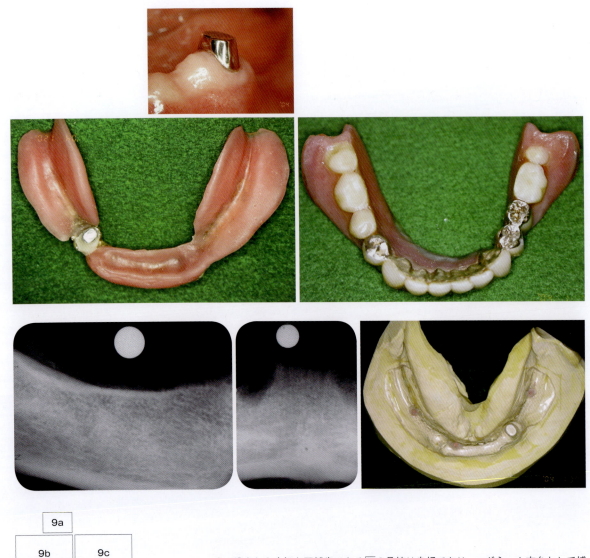

9 残された大切な天然歯である4の骨植は良好であり、マグネット支台として補綴を行った。マグネットを旧義歯に組み込み、インプラント治療に入ることとした
10 インプラント治療を計画。32部付近と、将来、4に問題が生じた場合に備え、6部付近の顎骨もCTで検査することにした

ESSENTIAL 1 補綴　　　CASE 1

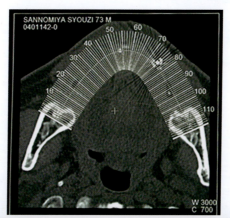

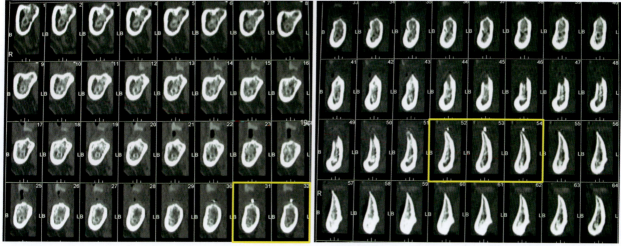

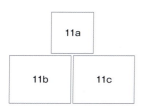

11 6̄部付近の顎骨は良好であったが、3̄2̄部付近の顎骨は骨頂部の修正が必要と考えられた

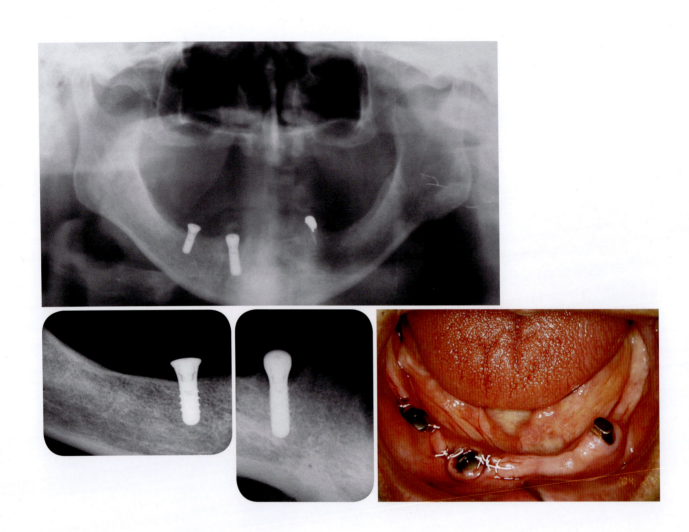

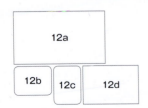

12 6̄2̄|部に、それぞれインプラントを埋入した

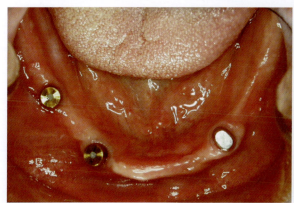
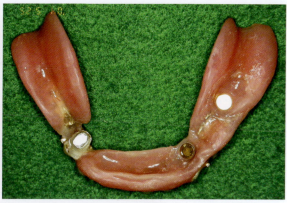
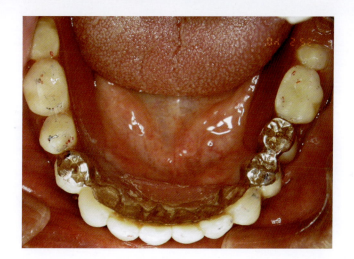

13 埋入から3ヵ月後にマグネット支台を装着
14 旧義歯に義歯用マグネットを組み込んだ
15 下顎義歯の形態をほとんど変えず、維持力は劇的に改善した

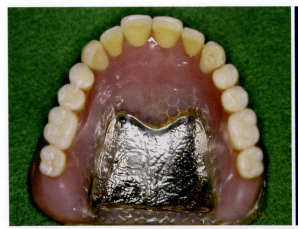 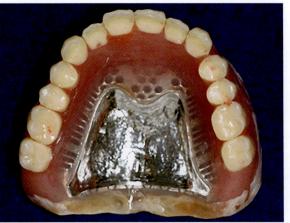

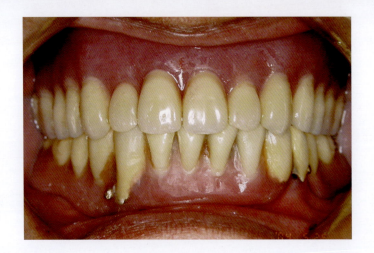

16 同年に上顎義歯の再製を希望されて作製した。a：旧義歯。b：再製した義歯。このときも、これまで慣れ親しんだ形態をほぼ踏襲した

17 上顎新義歯、下顎は劇的に生まれ変わった旧義歯となった。患者からは「何でも咬めるようになった。たくあんも咬めます」と、たいへん喜ばれた

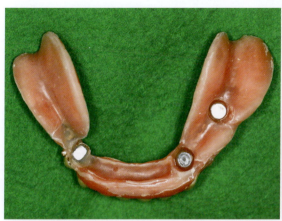
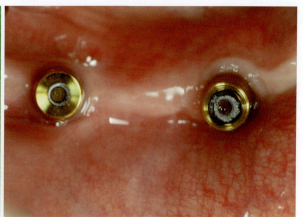
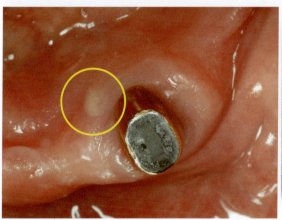
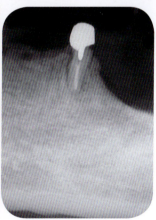
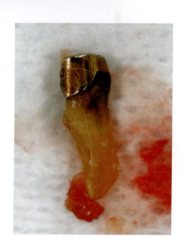

18 インプラント治療から4年後。強い咬合力がかかっていることから、インプラントマグネット支台の表面は摩耗していた
19 同年、4┘に咬合時痛が発現。舌側歯肉に腫脹が認められ、クラックに伴う7mmの垂直性歯周ポケットが認められた
20 歯根破折によって4┘は抜歯、下顎も無歯顎となったが、すでに右下に2本のインプラントがあるため、義歯はこれまでとほぼ同じように使用できた

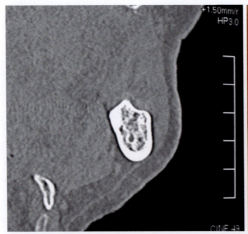
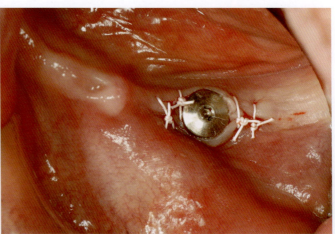
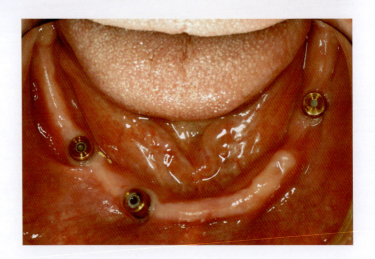

21 患者は左側のさらなる安定を求めて、インプラントの追加を希望した。改めてCTによる検査を実施して安全性を確認後、6部へのインプラント埋入を行った
22 6部インプラント埋入後3ヵ月で、マグネット支台を装着した

ESSENTIAL 1　補綴　　　　CASE 1

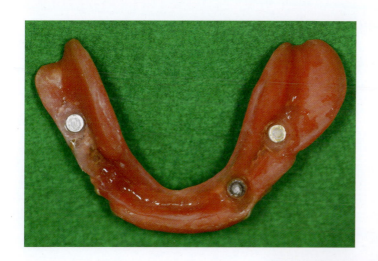

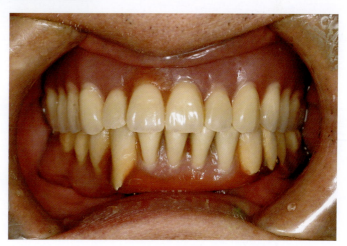

23　これまで18年間使用している義歯に、改めてマグネットを組み込んだ
24　患者は、これまでよりもしっかり咬めるようになったと喜んだ

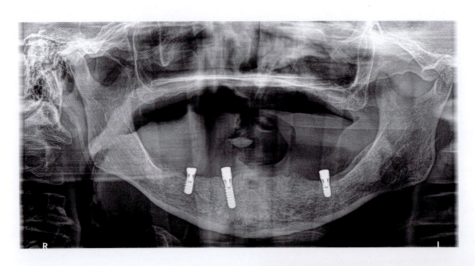

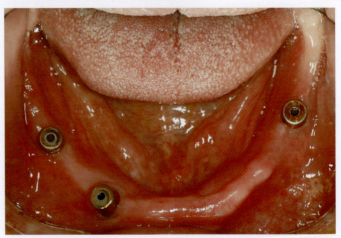

25 最初のインプラント治療から13年経過時のパノラマX線写真。埋入したインプラントはすべて良好に経過している
26 同、口腔内写真。アバットメントの摩耗の状態から、強い力がかかっていることが予想される

ESSENTIAL 1　補綴　　　CASE 1

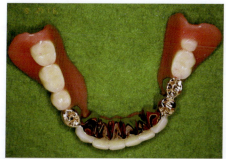
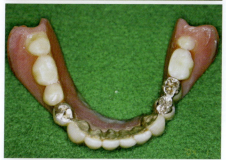
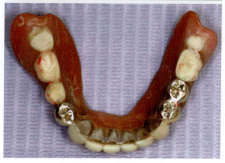
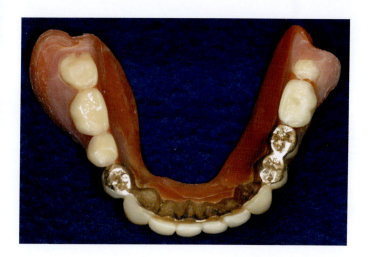

27　a：義歯装着時、b：13年経過時、c：23年経過時
28　下顎義歯装着から26年経過時。天然歯で支えられていたときの形態から大きく変化することなく、長く使用して慣れ親しんだ形態がいまだに維持されている。患者の満足度は高く、インプラント治療の判断は妥当であったと考えている

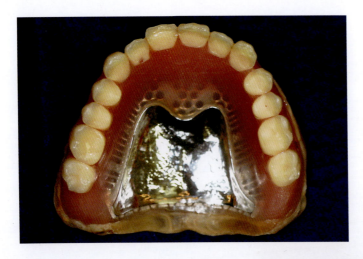

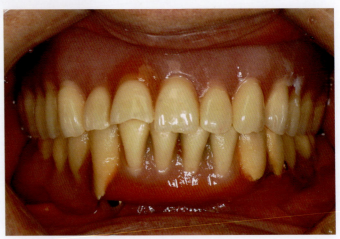

29 上顎義歯13年経過時。咬合力は強く、人工歯は多数箇所で欠けている
30 下顎義歯26年、上顎義歯13年経過時。患者は87歳になった。上顎義歯の前歯は咬耗が著しいが、痛くなく何でも咬めて、最高に状態がよいとのことで、人工歯を修理させてくれない。主治医として、そうした患者の気持ちを優先して寄り添い、サポートをし続ければよいと考えている

ESSENTIAL 1　補綴　　CASE 1／SYNAPSE CASE 1

SYNAPSE CASE 1

オーバーデンチャー 33年経過

71歳、女性
22年間使用した義歯にインプラント介入

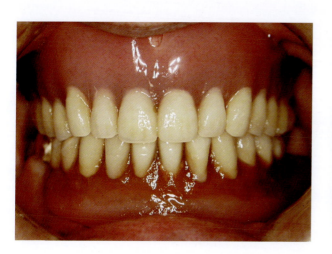
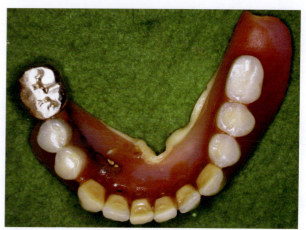

| 1 | 2 |

1　71歳、女性。主訴は下の入れ歯が動いて痛いため、「新しいものを作製してほしい。硬いものが食べられるようになりたい」との強い希望があった
2　下顎義歯はすでに22年間使用していた。現在、痛みが出てはいるが、これまで不自由なく使用してきたことから、患者の口腔内に極めてよく馴染んだ形態であると考えられた

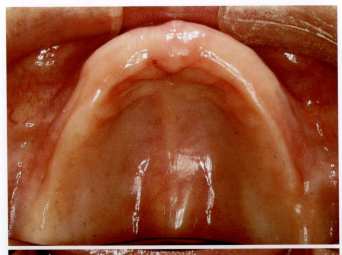

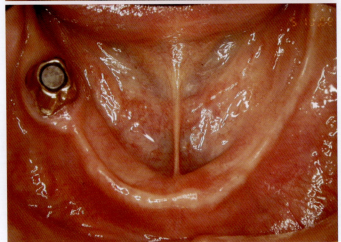

3a

3b

3 上顎は無歯顎であり、顎堤は良好な形態が維持されていた。下顎は 7| が残存し、マグネット支台となっていた

顎堤の吸収は著しく、7| を回転中心として義歯が動くことにより、痛みが生じていると考えられた。新義歯は、総義歯に準じた形態を付与することで、ある程度の改善は見込めると考えられたが、患者の希望はそれよりも大きいものがあると感じた。基礎疾患などがないことから、新義歯を作製するコストをインプラントに充当して治療を進めたほうが、劇的な改善が得られる可能性が高いことを説明し、同意を得た

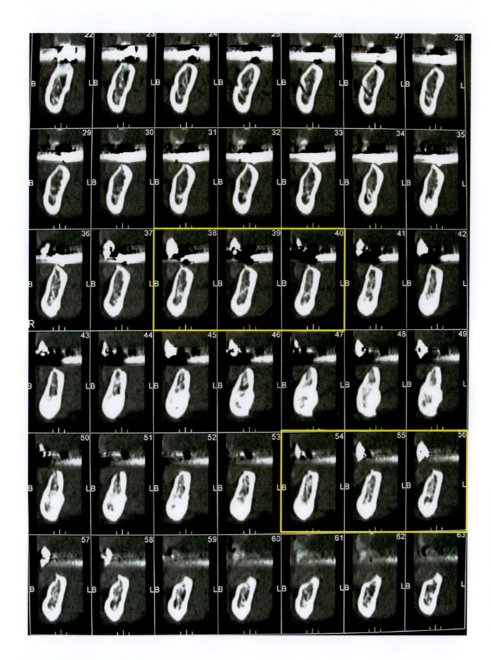

4 CTにより、下顎前歯には安全にインプラント治療を適応できることを確認した

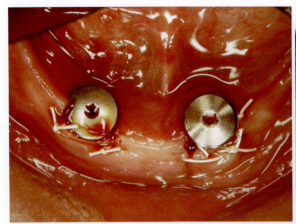
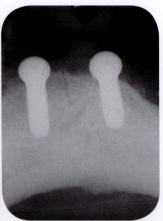
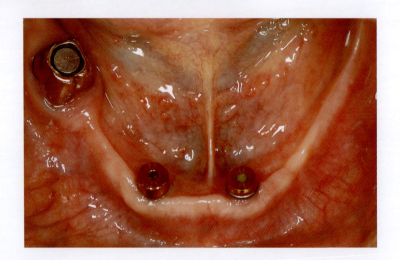

5 CT画像をもとに計画し、下顎前歯部に2本のインプラントを埋入した
6 インプラント埋入から3ヵ月後に、マグネット支台を装着した

ESSENTIAL 1　補綴　　　CASE 1／SYNAPSE CASE 1

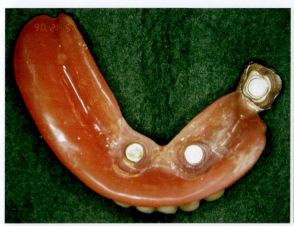
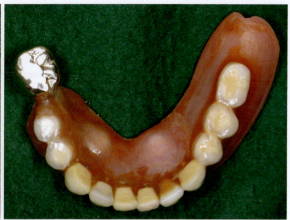
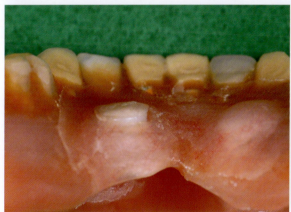
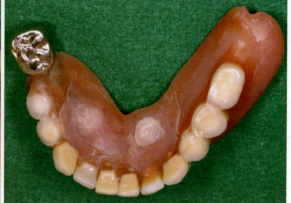

| 7a | 7b |
| 8a | 8b |

7　22年間使用してきた旧義歯に、マグネットを組み込んだ。残存歯槽骨の形態から、インプラントは舌側に埋入されるため、マグネットによって義歯の舌側形態が若干変わるが、辺縁形態はほとんど変化しないため、患者はすぐにこれを受け入れてくれた。マグネットを組み込んだことによって義歯の動きは止まり、とてもよく咬めるようになったと喜ばれた

8　マグネット装着から4ヵ月後、強い咬合力によってマグネットが突き上げられ、義歯から突き抜けて脱離した

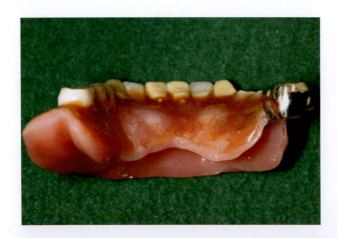
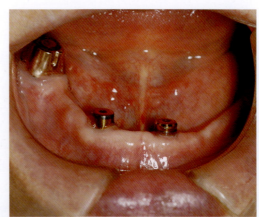
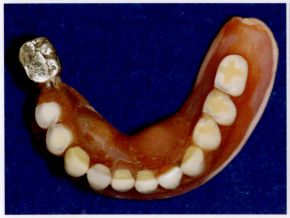
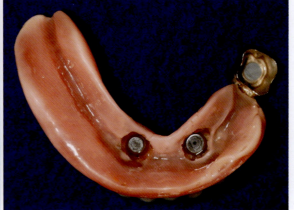

9 患者の舌感を聴き取りながら、改めてレジンの厚みを増加させて修理した
10 修理から5年経過時の口腔内写真。義歯もインプラントも良好に経過していた
11 同、下顎義歯

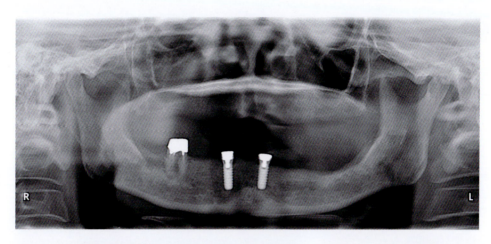

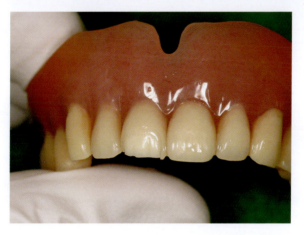 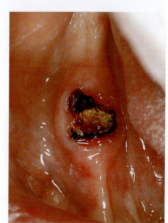

12 5年経過時のパノラマX線写真。インプラントの経過は良好であった
13 CASE 1と同様に、強く咬める状態となるため、人工歯の破折などが時折生じては修理した
14 インプラント治療から6年後、7｜歯冠がう蝕によって脱離した。う蝕処置を行い、レジンで封鎖して歯根を保存した

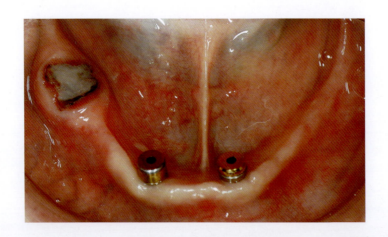

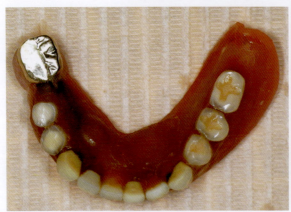
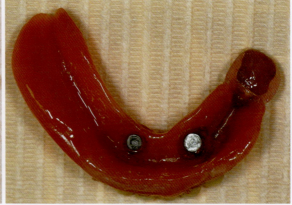

15 8年経過時の口腔内。7┃の維持装置は喪失したが、下顎義歯はインプラントによってまったく動かない状態で維持されていた。患者の食生活にも影響は出ていないとのことであった

16 同、下顎義歯。義歯のマグネット部も、その後は破折せず、安定している

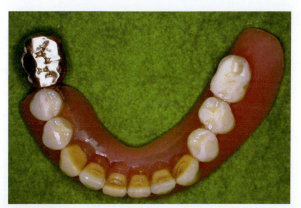

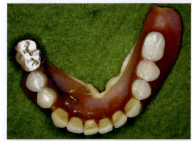

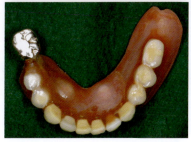

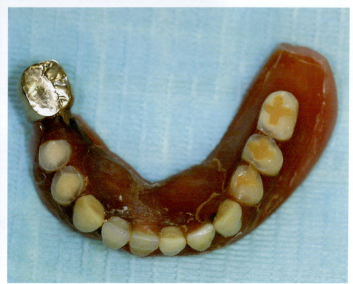

17 33年間にわたる下顎義歯の変遷。**a**：義歯装着時、**b**：22年後、**c**：旧義歯にマグネットを組み込んだ直後、**d**：33年後

天然歯のオーバーデンチャーからインプラントオーバーデンチャーへと変化したが、基本的な義歯の外形は33年前の形態を維持している。患者はこの形態を完全に自分の身体の一部として愛用している。可能なかぎり、そうした患者の大切なものを歯科医師側の判断で簡単に変えるべきではないと考えている

CASE 2

ガマンできない義歯

68歳、男性
天然歯の咬合状態を再現することの
重要性

患者は68歳、全盲の男性である。初診は2002年、上の前歯が痛くて咬めないとの主訴で来院した。上顎部分床義歯の咬合低下により、下顎前歯が上顎前歯を突き上げており、動揺度2度の状態であった。応急処置として、上顎義歯の臼歯部で咬合を挙上して前歯の突き上げを防止し、グラグラの下顎前歯は抜歯をしたくないと希望し、見た目は気にしないとのことから、接着性レジンで強固に接着固定を行った。その結果、痛みがまったくなくなったとたいへん喜ばれた。しかし、その後、来院が途絶えた。

義歯の経過は極めて良好であったが……

それからちょうど1年後に再び治療の依頼があった。1年経過した2回目来院時には、「この1年はとても具合がよかった」と感謝された。そして最近、「また上の前歯が痛くなっているので治してほしい」とのことであった。

上顎前歯連結冠は動揺度3度となっており、デンタルX線写真において1+2は根尖部まで歯槽骨が吸収していた。すでに保存は難しい状態であることを説明し、患者の同意のもと、2|のみを残して抜歯し、使用中の上顎義歯に人工歯を増歯した。その際、2|を基準として、人工歯は天然歯とほぼ同じ位置に増歯した。

その後、2|を磁性アタッチメントとして、旧義歯（改造義歯）の人工歯配列を踏襲した義歯を作製、装着した。右下臼歯は短縮歯列の概念を採用し、義歯は作製しなかった。上顎新義歯はフランスパンの耳以外は何でも咬めると喜ばれ、その後はほぼ無調整で使用していたが……。

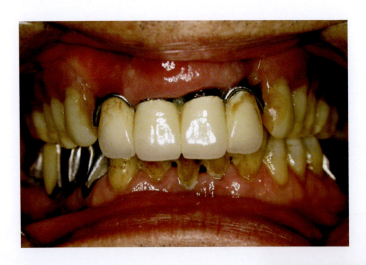

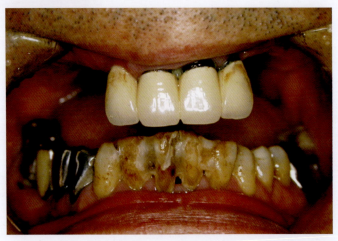

1 68歳、全盲の男性。初診から1年後。主訴は、また下の歯が上の歯に当たり痛い。数年前に上顎義歯を作製したが、その際に残存歯はすべて抜歯しなければならないと言われたとのこと

2 上顎義歯を外した状態。下顎前歯が上顎前歯（2+2連結冠）を突き上げることにより、上顎前歯は著しく動揺していた

ESSENTIAL 1 　補綴　　　　CASE 2

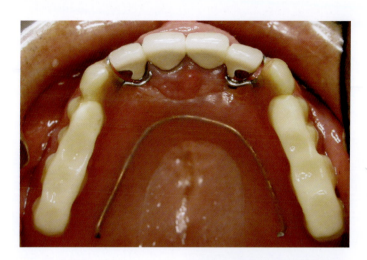

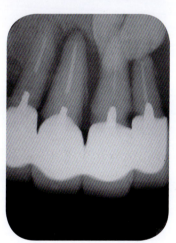

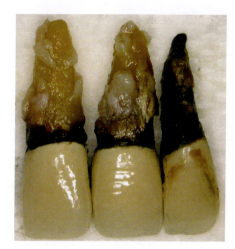

3 　1年前に来院した際も同じ症状であったが、応急処置として、上顎義歯を利用して咬合を挙上し、下顎前歯の突き上げを除去したところ、患者は痛みがまったくなくなったと、とても喜ばれ、その後、来院が途絶えた。今回は1年後の再来院であった
4 　2│以外の歯根周囲骨はほとんどが失われていた
5 　2 1│間で連結冠を切断したところ、1│1 2は自然に脱落した

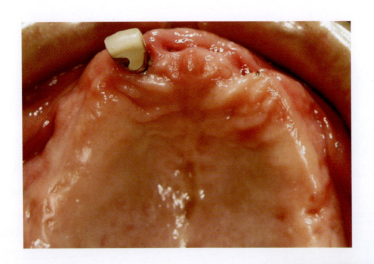

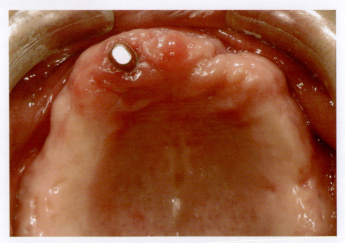

6　2|のみが残存となった
7　2|は歯冠／歯根比を改善しつつ、マグネット支台とした

ESSENTIAL 1　補綴　　　　CASE 2

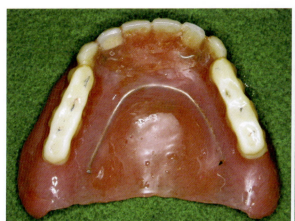
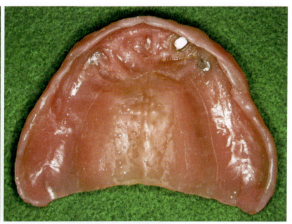
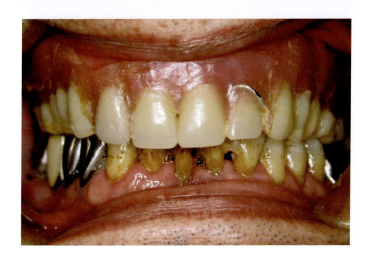

| 8a | 8b |
| 9 | |

8　旧義歯に増歯とマグネットを組み込み、口蓋を封鎖してオーバーデンチャーとなった
9　この上顎義歯は患者にとって快適なものとなり、痛みなく何でも咬めるとたいへん喜ばれた

61

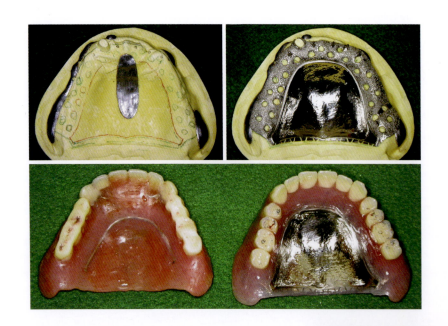

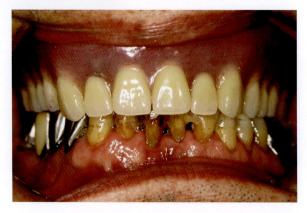

10 改造義歯を1ヵ月使用してもらい、問題のないことを確認後、その形を踏襲した新義歯を作製した
11 新義歯装着時の正面観

ESSENTIAL 1 　補綴　　　　　CASE 2

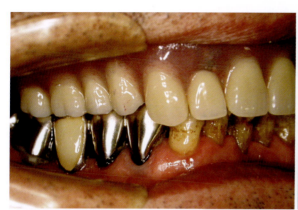
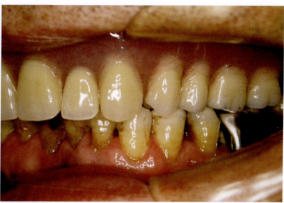
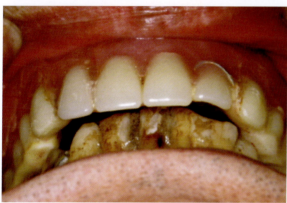
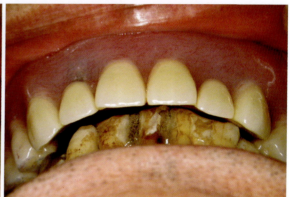

12a	12b
13a	13b

12　新義歯装着時の側方面観
13　咬合挙上後の前歯部咬合接触は、正中で約2mmのオーバージェットが存在して安定したため、その後の改造義歯、そして新義歯もその関係を踏襲して作製した

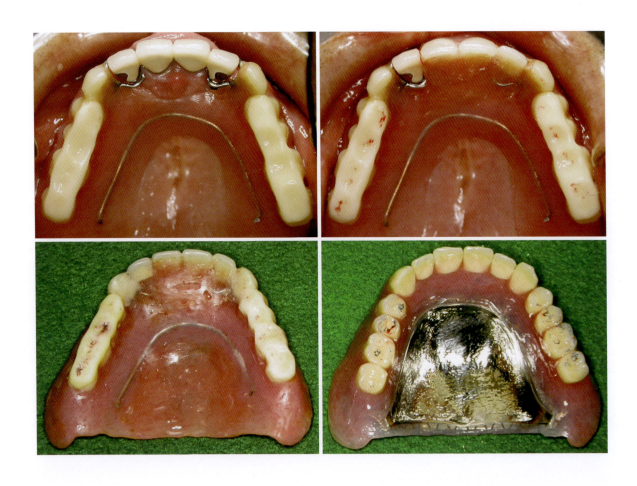

14a	14b
14c	14d

14 初診時から新義歯作製までの上顎義歯の変化。咬合挙上後1年、良好な経過を経ているため、その咬合関係を変えずに対応

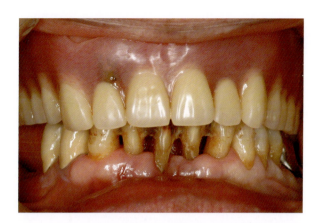
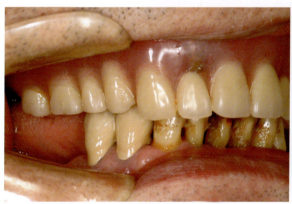
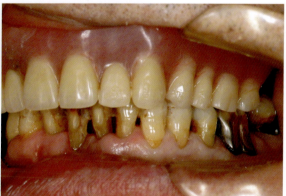

15 新義歯装着から3年後、フランスパンの耳以外は何でも食べられると、患者に感謝された
16 途中右下臼歯の治療を行ったが、抜歯後の経過観察期間においてまったく生活に支障がなかったため、短縮歯列を採用した

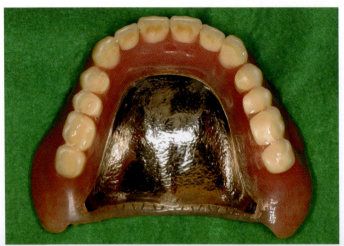
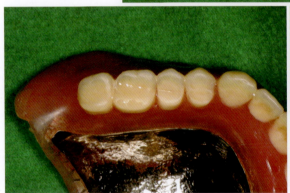
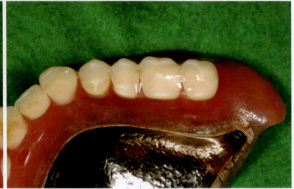

17 3年間の使用により、臼歯部咬合面は咬耗し、前歯部レジン床にも圧痕が認められた

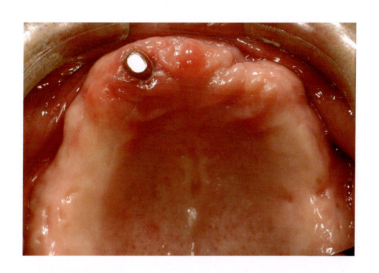

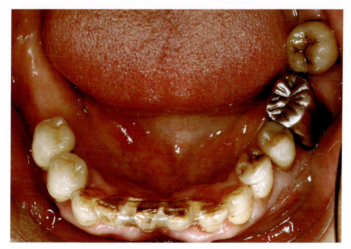

18 2⎦は少しずつ動揺が増してきているが、臨床症状はまったくなく、経過観察を行った
19 下顎前歯部は抜歯適応であったが、患者はそれを望まず、無症状であったため、経過観察とした。全体として、とても安定していた

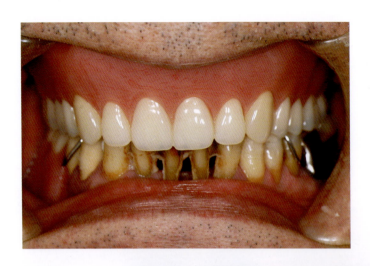

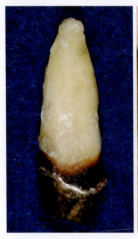
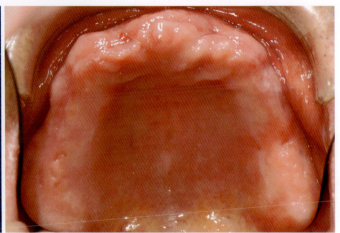

20 その後来院が途絶え、5年後に再来院された。体調を崩して来院できず、近医で作製した上下顎の義歯を装着していた。その義歯が食い込み、痛くて食事ができないとのことであった

21 2|は抜歯されたとのことで、上顎は無歯顎となっていた

ESSENTIAL 1　補綴　　　　CASE 2

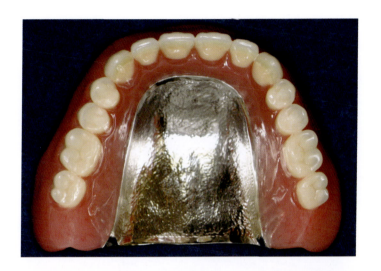

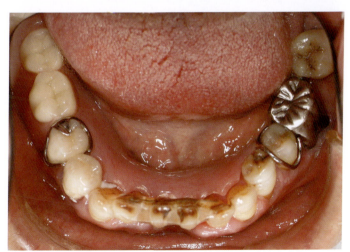

22　近医で作製された上顎新義歯
23　下顎にも新義歯が装着されていた

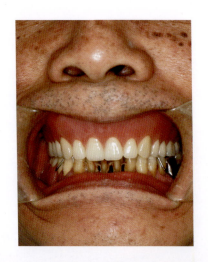

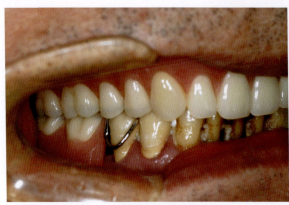 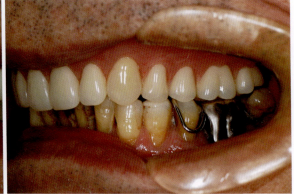

24 装着された新義歯の前歯部は下顎前歯としっかり咬み合っていた
25 しかし、患者は「上顎義歯で咬めない、痛い、落ちてくる」、「鋭利な辺縁で舌を切ってしまった」、「鼻の下がへこんだ」、「この義歯は我慢できない」と強烈な不満を抱えていた。下顎前歯はすべて抜歯すると近医から説明され、全力で断ったとのこと。新義歯に慣れるために、旧義歯を処分するとも言われ、大声でのけんかになったという

ESSENTIAL 1　補綴　　　CASE 2

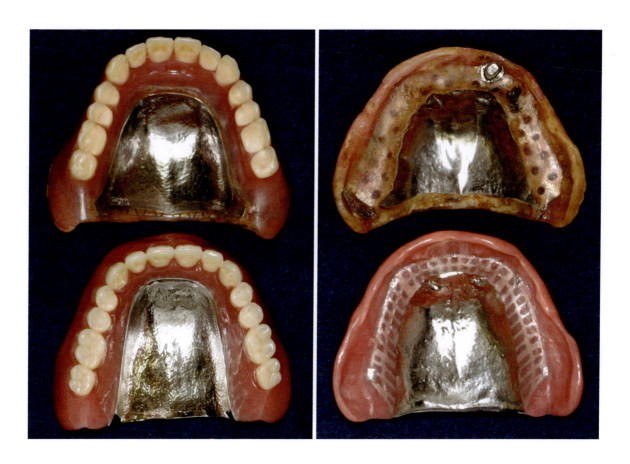

26a　26b

26　上：旧義歯、下：新義歯。口論の末、旧義歯を返してもらったとのことであった

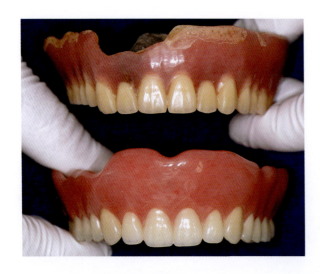
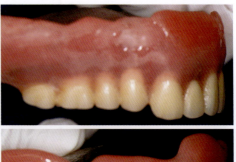
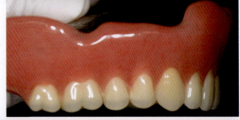
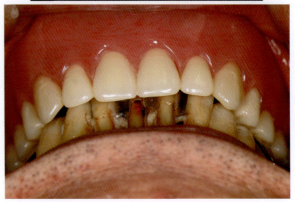

27 上:旧義歯、下:新義歯。改めて、何が問題なのかを検証した
28 **a**:旧義歯。**b**:新義歯。**c**:新義歯の前歯部咬合状態。症状の原因は、前歯の咬合関係にあると思われた

ESSENTIAL 1　補綴　　　CASE 2

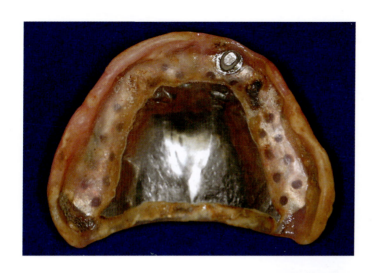

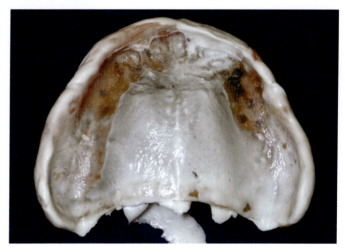

29　旧義歯は使い込まれ、汚れていた
30　5年間ほぼ無調整であったため、粘膜との適合状態は当然変化していた

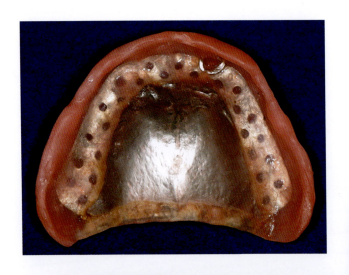

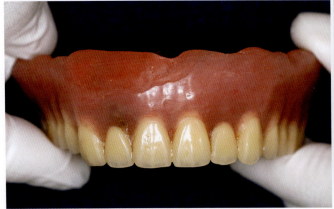

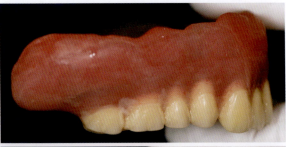

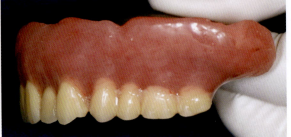

31 金属床部も含め、リベースを行った
32 2|部の義歯辺縁形態を調整した

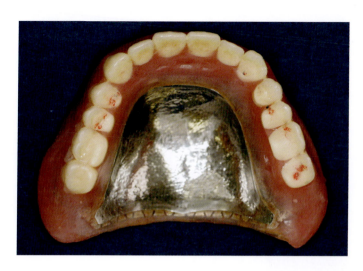

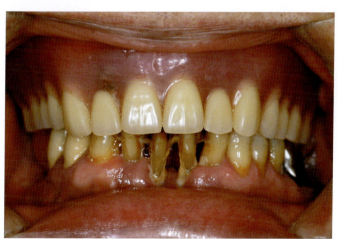

33 咬合調整を実施
34 旧義歯は、口腔内にゆったりと入っているような雰囲気を感じた

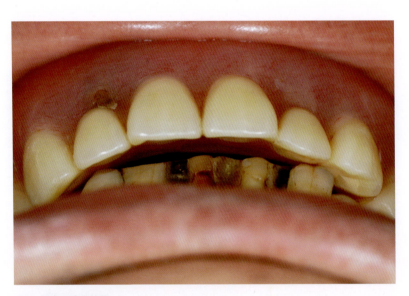

35 前歯の咬合状態

この患者には、このようなオーバージェットが必要である。そのためには、患者の既往を知らなければならず、本来は難症例とされるケースであると考えられた。筆者はたまたま天然歯からの移行期を担当できたために、スムーズに対応できたが、無歯顎の状態でこの患者に対応したとすれば、安定させるまでにどのような道を辿ったのだろうかと考えさせられる症例である。正常歯列、正常咬合よりも、その患者のもともとの歯列を回復すること、天然歯のあった位置、失われた顎堤をできるかぎり従来の状態に義歯で近づけることが、何よりも大切であると感じた

Synapse CASE 2

義歯の形を変えて失敗

79歳、男性、和楽器演奏者
音楽家の義歯

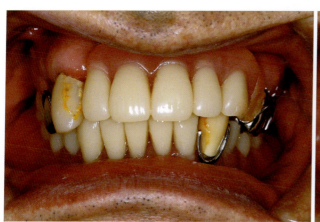
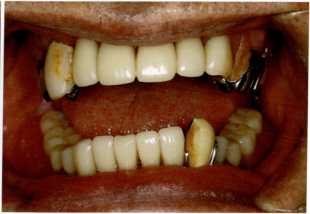

|1a|1b|

1 79歳、男性。初診時口腔内写真。主訴は、義歯が合わない、下の義歯が浮く、しゃべりにくい。現症は上下顎部分床義歯、1年前に義歯を作製し、以後調整を続けていた。その他として、患者は和楽器演奏者（歌、尺八など）であった

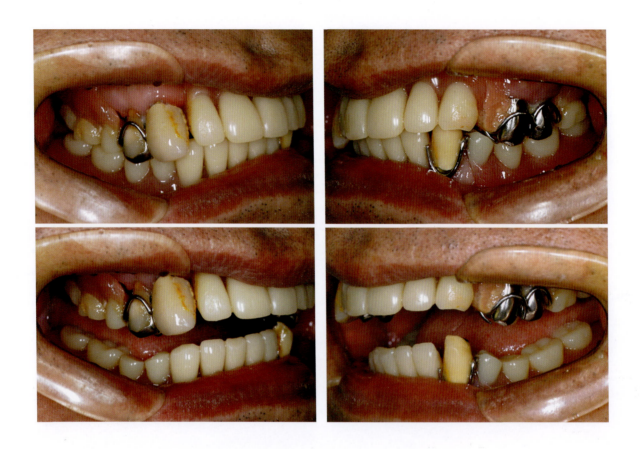

2 初診時の口腔内写真。咬合平面の乱れが認められた

| 2a | 2b |
| 2c | 2d |

ESSENTIAL 1　補綴　　CASE 2／SYNAPSE CASE 2

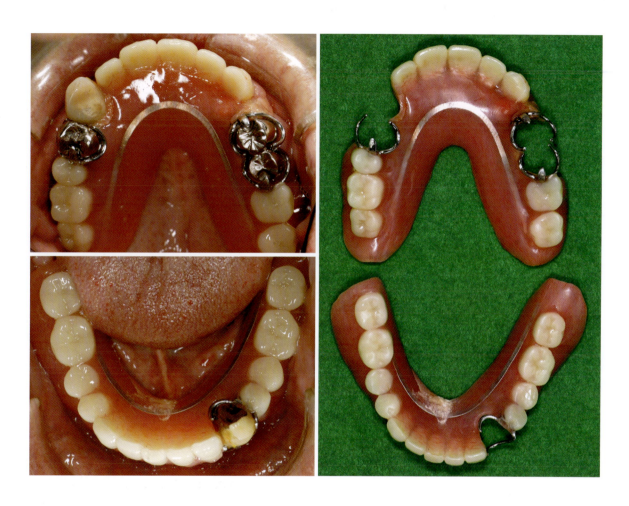

3a | 3c
3b |

3　初診時の口腔内写真と上下顎の義歯。少数の残存歯に、クラスプがかけられていた

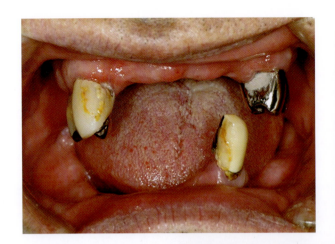
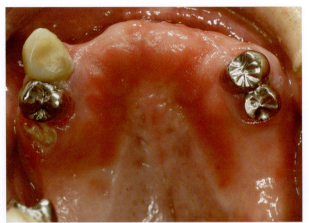
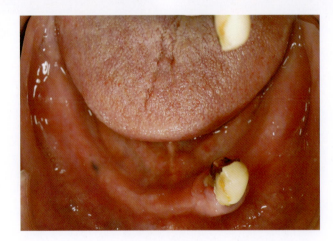

4 初診時の口腔内写真正面観。残存歯は挺出していた
5 同、上顎咬合面観。すべての残存歯にう蝕などの問題が認められた。4 5 は連結されていたが、治療のために冠を除去すると、保存できない可能性が高いと予測されたため、患者に説明して同意を得たうえで、そのまま使用することとした
6 3 に動揺はなかった

ESSENTIAL 1　補綴　　CASE 2／SYNAPSE CASE 2

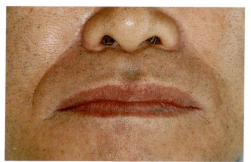
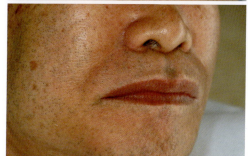
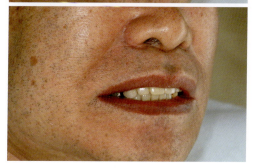
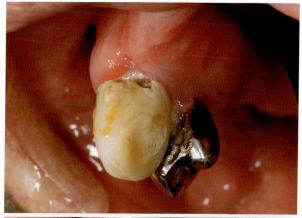
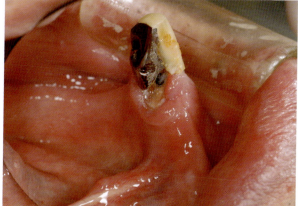

7a	
7b	8a
7c	8b

7　上顎義歯前歯部床縁が厚く、患者は鼻下の膨らみが強いことを気にしていた
8　う蝕タイプであり、歯頸部にはことごとくう蝕の進行を認めた

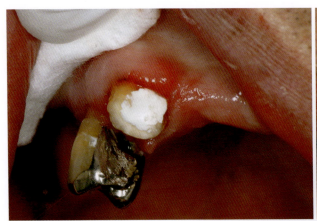
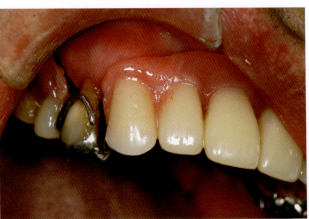
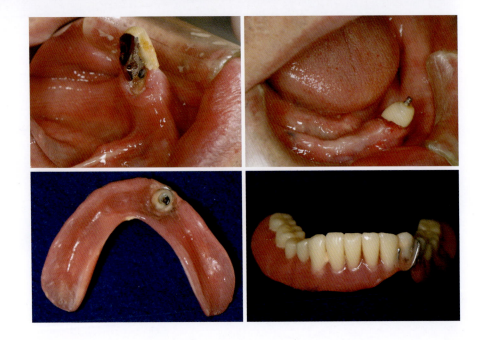
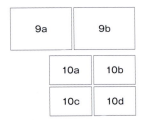

9 処置を行いながら、義歯の増歯などを同時に行った
10 3┃はテンポラリーの OP アンカーアタッチメントを作製し、維持力を保ちながら治療を進めた

ESSENTIAL 1　補綴　　CASE 2／SYNAPSE CASE 2

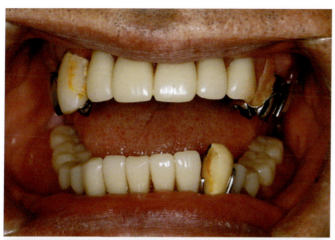
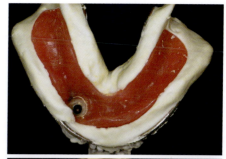
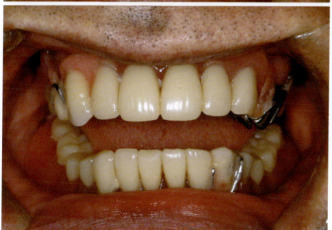
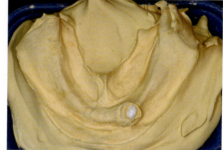
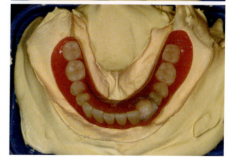

11a／11b／12a／12b／12c

11　 ⌊4 5 を残したまま、そのほかの支台歯はすべて義歯内に取り込んだ
12　さらに下顎義歯は義歯床を改造し、総義歯形態に近づけていった

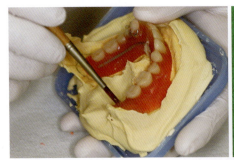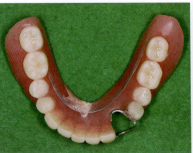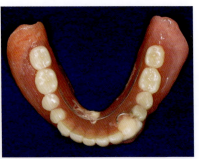
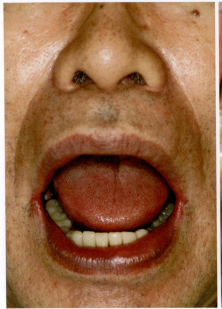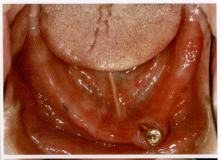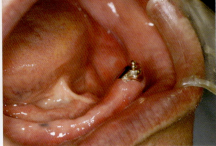

13 改造によって下顎義歯の吸着は向上し、安定した
14 ③ を OP アンカーアタッチメントの支台としつつ、義歯床を総義歯に準じた形態にすることで、義歯の機能を向上させた

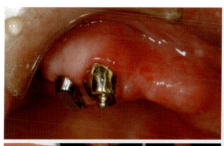
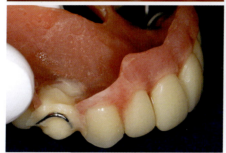
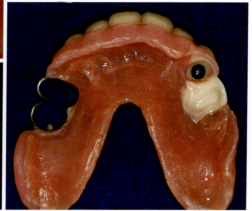
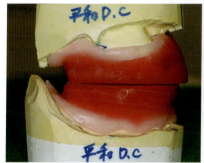
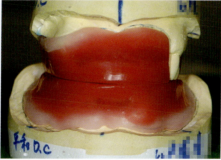
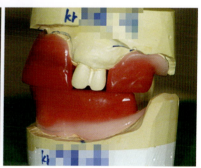

15 4̲ 3̲ はう蝕処置後、骨植のよい 3̲ は OP アンカーアタッチメント、動揺度1度の 4̲ はマグネット支台とした

16 基礎治療が終了したため、上下顎の新義歯を作製した。残存歯の状態は決してよくないため、新義歯はすべての残存歯が失われたとしても、そのまま総義歯として使用し続けられる形態にするというコンセプトで作製した

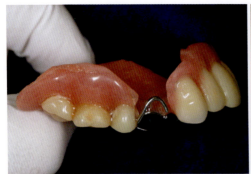 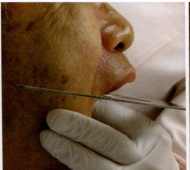 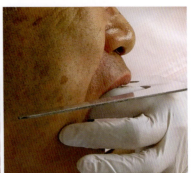

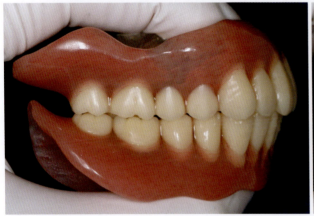 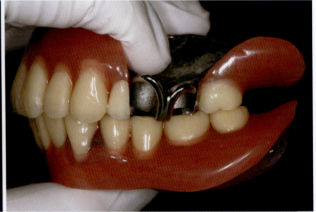

17 咬合平面は大きく乱れており、臼歯部と前歯部とで30°以上の差が認められた
18 カンペル平面を基準に、咬合平面を修正して義歯を作製した

ESSENTIAL 1　補綴　　CASE 2／SYNAPSE CASE 2

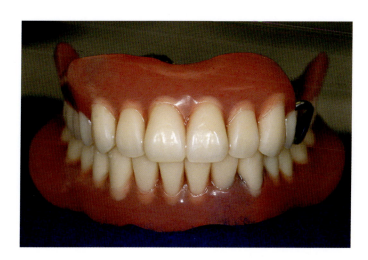

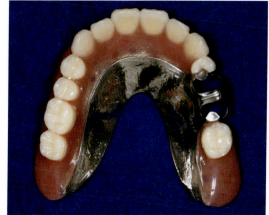

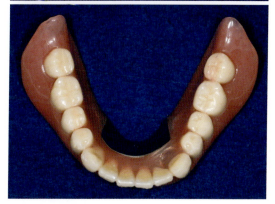

19　新義歯の正面観
20　新義歯の咬合面観

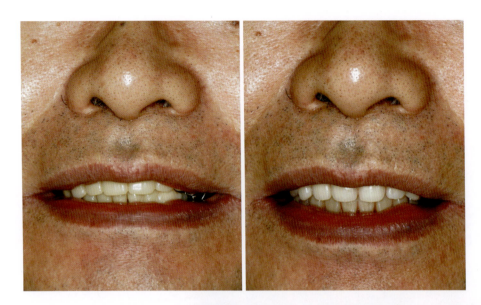

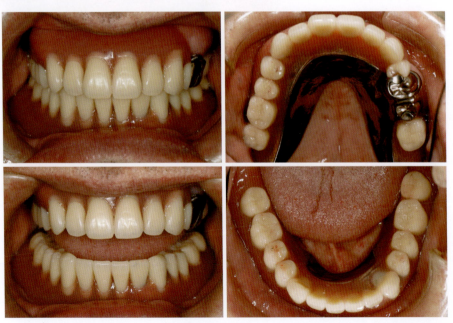

21　a：旧義歯、b：新義歯
22　新義歯の口腔内写真

ESSENTIAL 1　補綴　　CASE 2／SYNAPSE CASE 2

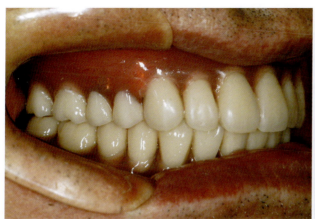
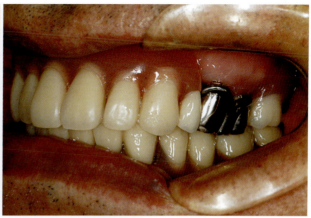
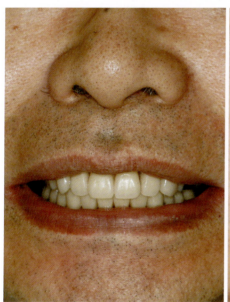
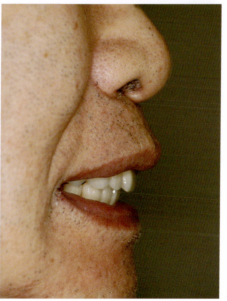

23　新義歯咬合平面の状態
24　口もとの膨らみも改善し、とても喜ばれた

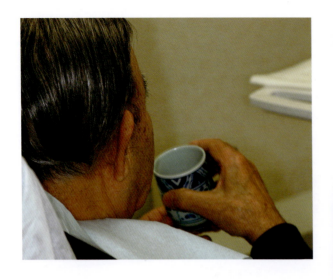
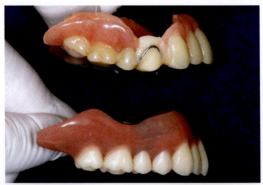
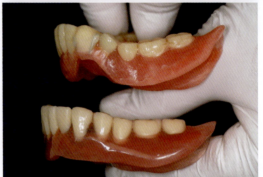
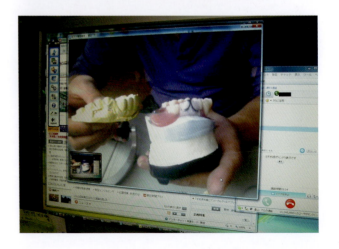

25 テストフードにより、問題なく咀嚼できることを確認し、患者には帰宅していただいた。患者は新義歯について、「浮き上がらないし、発音もしやすい、そして何でも食べられるようになった」とのことであった。しかしながら、「尺八が吹けなくなってしまった」という大問題が発生した
26 その原因はただ一つ、前歯部の配列位置を修正したこと以外には考えられなかった
27 歯科技工士とともに初診時の参考模型を見ながら、徹底して前歯部配列の修正を行った

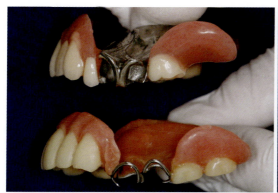
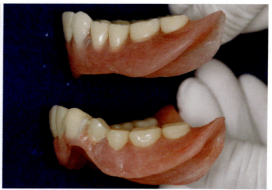

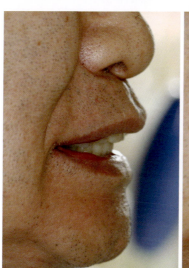
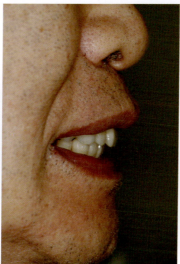
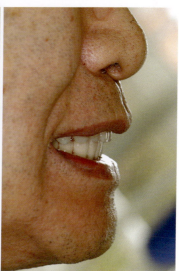

28a	28b	
29a	29b	29c

28 配列修正後の新義歯（上）と旧義歯（下）
29 a：旧義歯、b：新義歯、c：配列修正後の新義歯

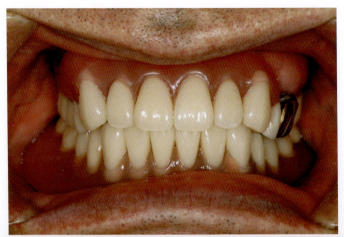
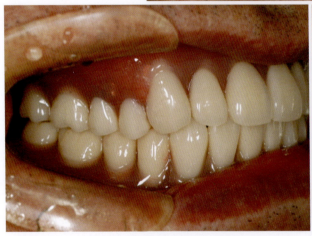
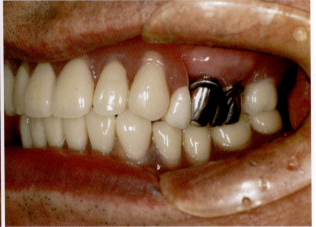

30 尺八を持参して来院してもらい、修正後の新義歯を装着

ESSENTIAL 1 　補綴　　CASE 2／SYNAPSE CASE 2

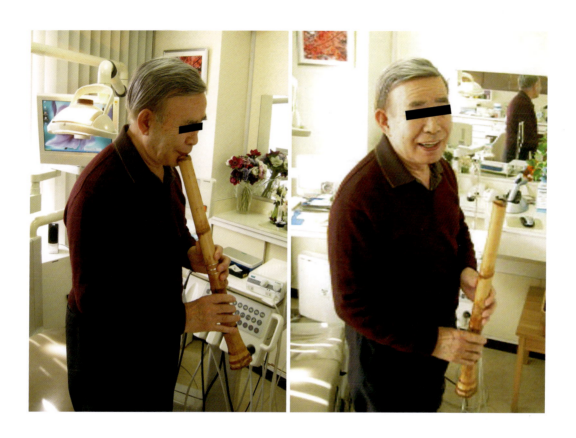

31a　31b

31　診療室で演奏をしていただいたところ、以前のような音が戻った。学術的理論は重要な知識であるが、臨床はあくまでも個別対応が必要であると、切に感じた症例であった

CASE 3

旧義歯の形を大幅に
変えなければならない
：総義歯難症例 1

72歳、女性
全責任と確たる自信をもって
デンチャースペース義歯を適用

　患者は地方在住の72歳、女性。上下顎無歯顎であり、総義歯を装着していた。
　数年前に地元で上下顎総義歯を作製し、その後は毎週のように調整を繰り返しているが、安定しないとのこと。つねに義歯の圧迫による痛みが消えず、この数年間、堅いものをまったく食べられず、苦しいと訴えていた。
　下顎顎堤は吸収してフラットの状態、上顎前歯部顎堤はフラビーガムという、いわゆる総義歯難症例であった。治療のために約1ヵ月間上京してもらい、加藤武彦先生の提唱するデンチャースペース義歯理論に則って、総義歯を作製することとした。

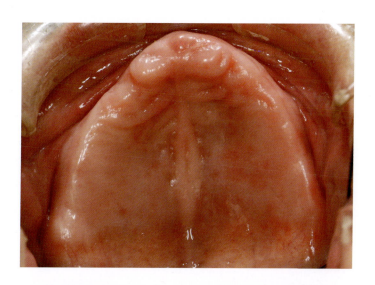

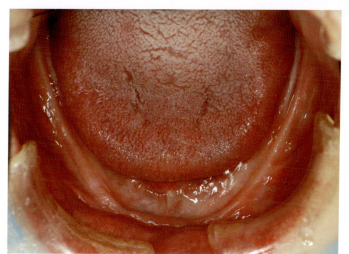

1 72歳、女性。主訴は、義歯が痛くて咬めない。現症は上下顎無歯顎、数年前に上下顎総義歯を作製し、その後調節を繰り返しているが、咬めない状態が続いている。地方からの受診であり、1ヵ月の東京滞在期間中に治してほしいとのであった

2 上顎の顎堤形態は良好であるが、前歯部はフラビーガムとなっていた。下顎は顎堤吸収量が大きく、ほぼフラットであった

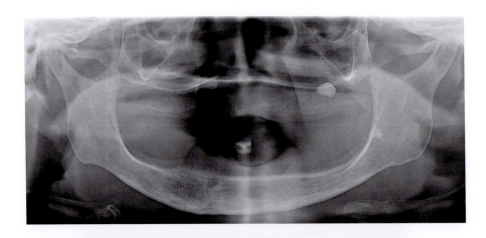

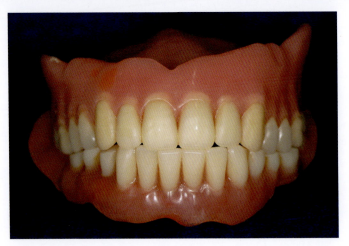

3 初診時のパノラマX線写真
4 初診時に使用していた上下顎総義歯

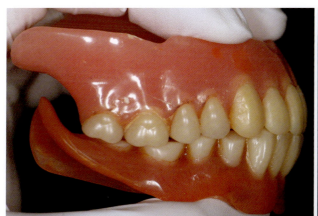
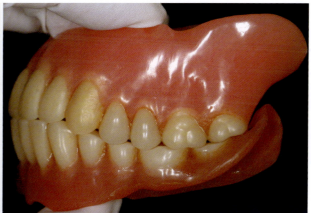
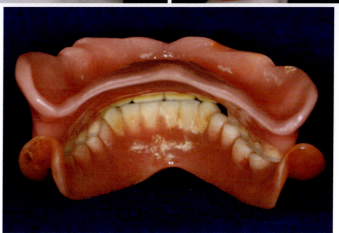

5 咬合高径、咬合平面、配列位置、床縁形態、そして上下顎義歯のバランスなど、さまざまな問題が存在すると考えられた。デンチャースペース義歯理論をもとに、義歯の形態から咬合に至るすべての要件について、大幅な変更を加える必要性があると判断した

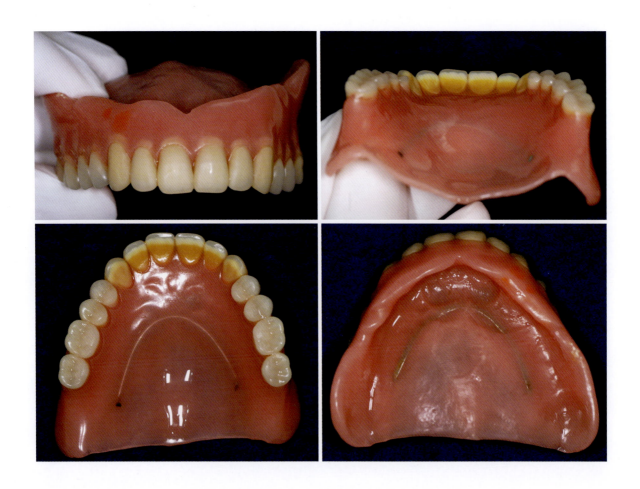

| 6a | 6b |
| 6c | 6d |

6 初診時の上顎総義歯

ESSENTIAL 1　補綴　　　CASE 3

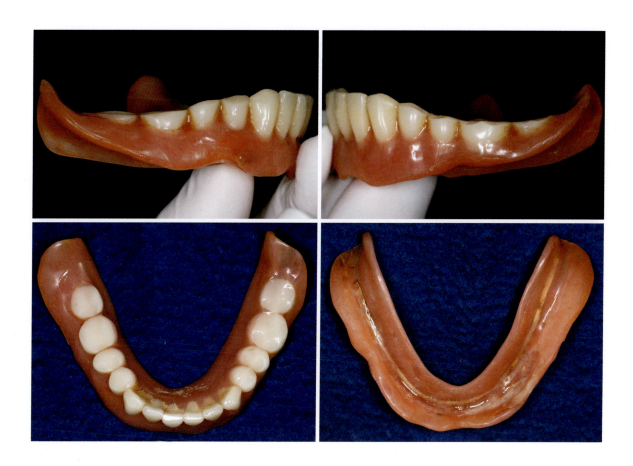

| 7a | 7b |
| 7c | 7d |

7 初診時の下顎総義歯

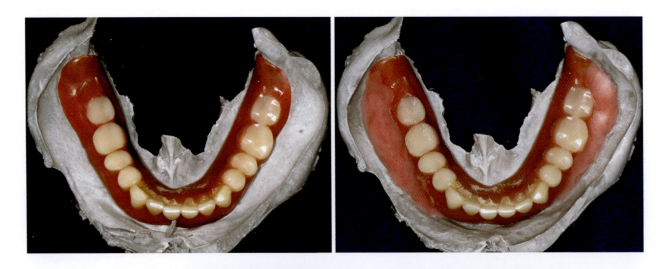
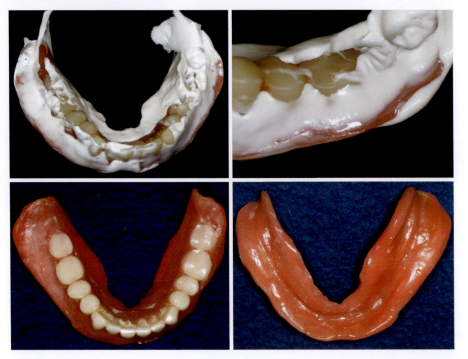
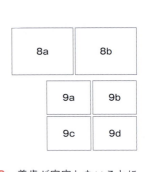

8 義歯が安定しないことによって咬合位が定まらないため、下顎義歯の改造から着手した
9 旧義歯を改造し、臼歯部で咀嚼できるように調整を行った

Essential 1 　補綴　　　　　　CASE 3

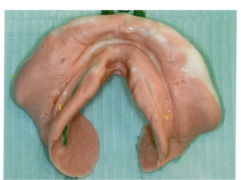

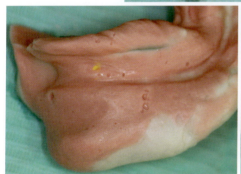
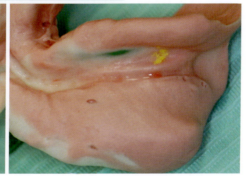

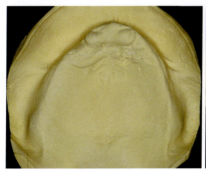
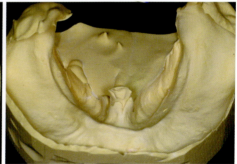

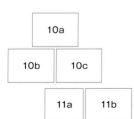

10 旧義歯の改造と同時に、デンチャースペース義歯の作製に入った
11 失われた顎堤は床で補い、天然歯が存在していた位置に人工歯を配列することを目指した

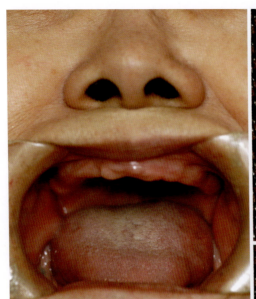
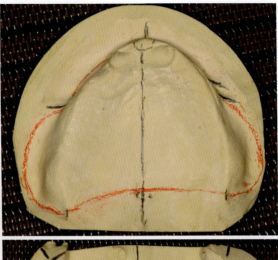
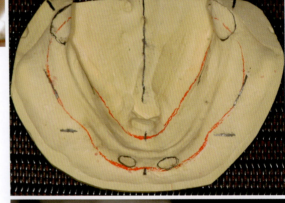
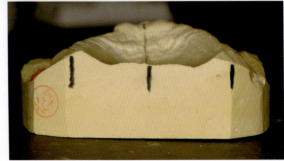

12a	12b
	12c
	12d

12 上顎はハミュラーノッチ部の左右差が認められ、義歯床で補いつつ左右対称とした

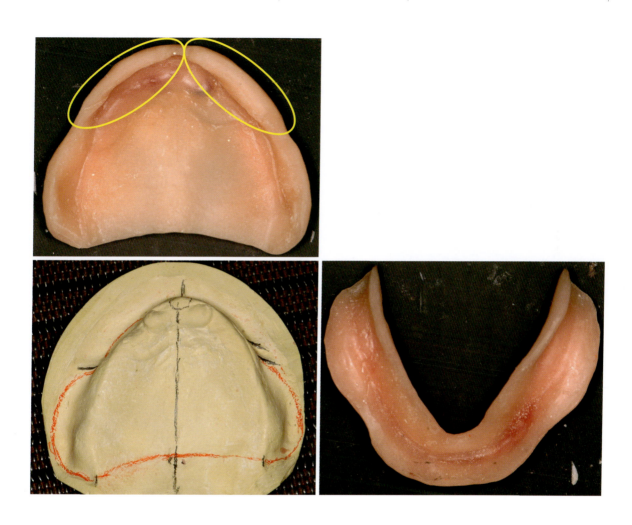

13 さらに、前歯部の顎堤にも左右差が認められた。右側の大きく失われた部分の床を厚く製作することで、左右対称な咬合床となり、人工歯を天然歯のあった位置に配列することが可能となる

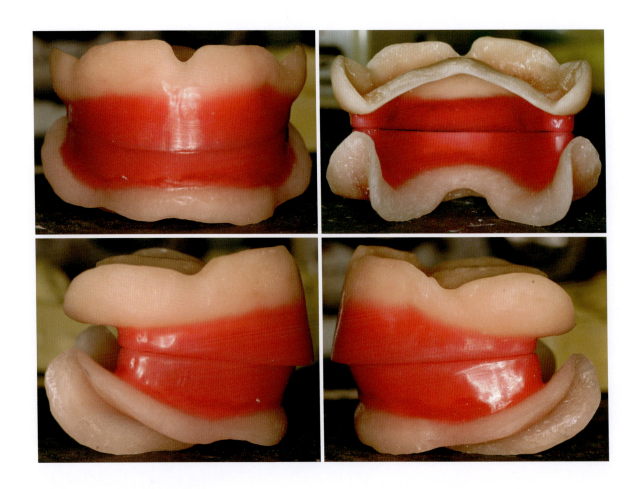

14 デンチャースペース印象から作製された基礎床は、すでに左右対称な形態となっている

ESSENTIAL 1　補綴　　　CASE 3

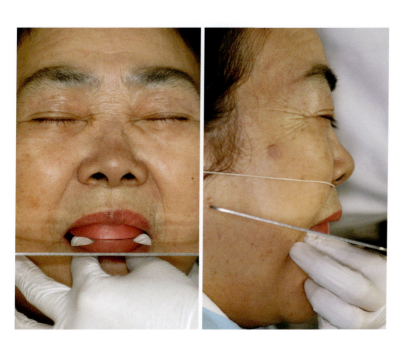
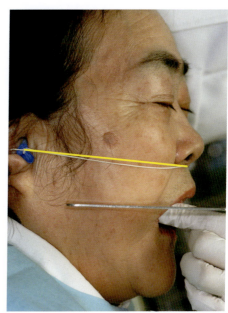

15　基礎床の調整
16　カンペル平面を基準として調整

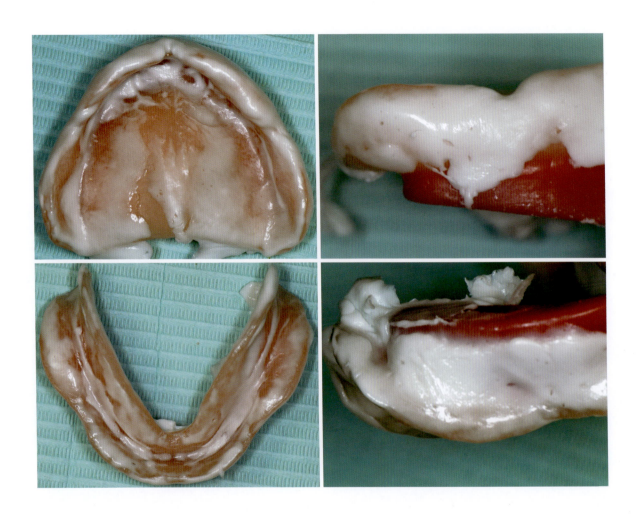

| 17a | 17b |
| 17c | 17d |

17 口腔周囲筋によって義歯を抱え込むような形態に調整する

ESSENTIAL 1 補綴　　CASE 3

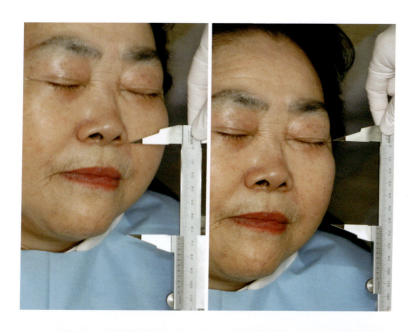

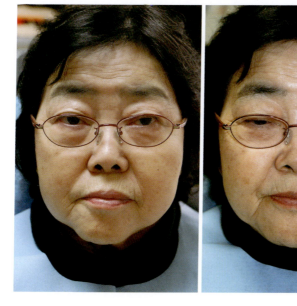

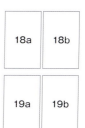

18　咬合高径はウイリス法を参考にしつつ、患者の感覚を確認しながら設定した
19　左が旧義歯、右が蠟堤

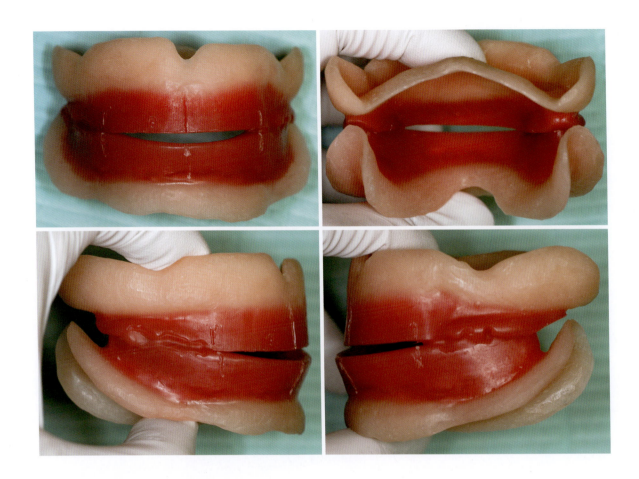

20 咬合採得を行ったが、顎位が定まらず、あきらかに前方位となっていた

ESSENTIAL 1　補綴　　　CASE 3

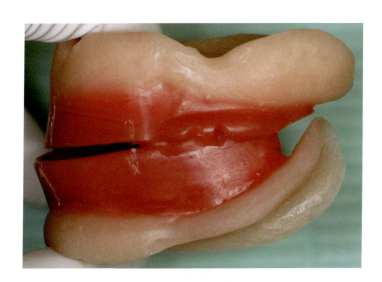

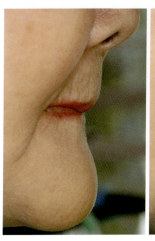
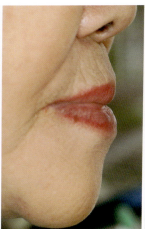
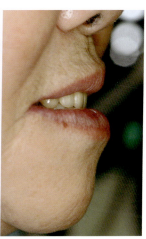

21　左側方面観の拡大図
22　旧義歯の側方面観
a：義歯を外した状態。b、c：義歯装着時。前方で咬合する癖が抜けていないために、このような咬合位になったと考えられた

109

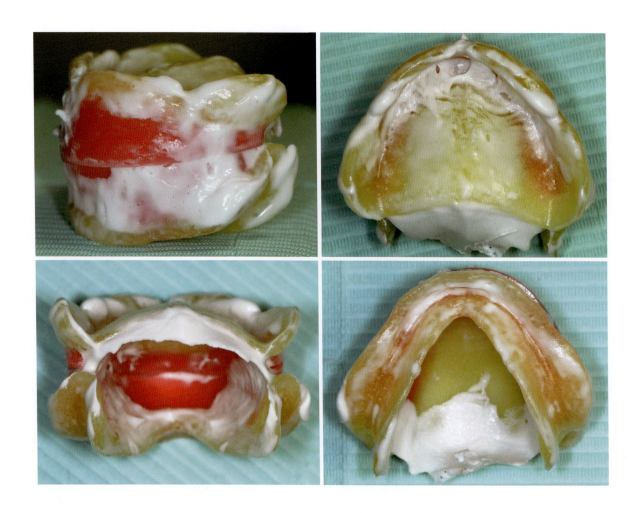

| 23a | 23b |
| 23c | 23d |

23 改造義歯でリハビリをしながら、改めて咬合採得を実施。COとCRがほぼ一致する位置となった

ESSENTIAL 1　補綴　　　CASE 3

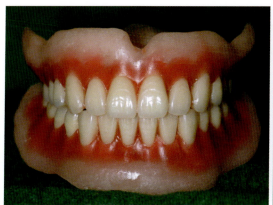
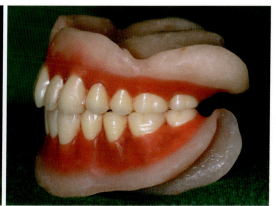
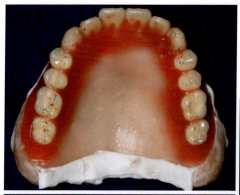
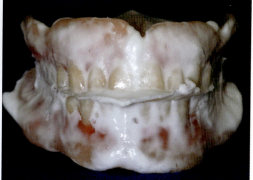
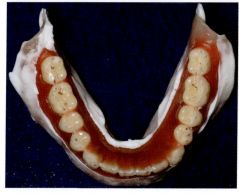

24　修正した咬合位で作製された蠟義歯
25　おおむねデンチャースペースに位置していると考えられた

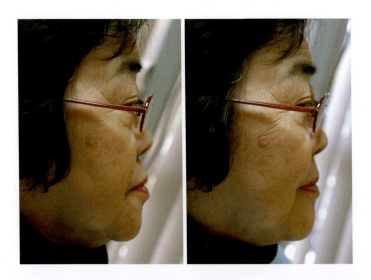

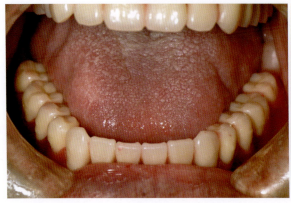
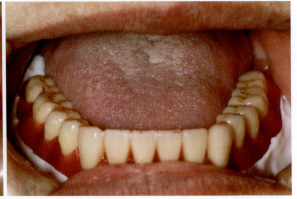

26 a：旧義歯装着時の側方面観。b：蠟義歯装着時の側方面観。自然なプロファイルが得られたと考えられ、患者もこの高さが気持ちがよいとのことであった

27 参考スライド。a：同患者において試験的に歯槽頂間線法則で配列した蠟義歯を下顎に装着した状態。舌房が狭く、患者も窮屈で舌を咬みそうだと訴えた。b：デンチャースペース義歯の配列。患者は、これが自分の天然歯がもともとあった位置に近く、とても楽であるとのことであった

ESSENTIAL 1　補綴　　　CASE 3

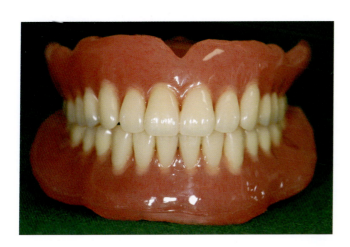

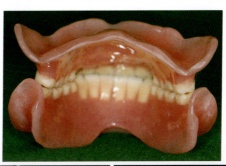

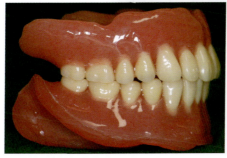 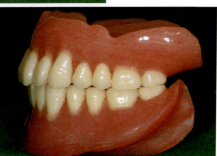

28　作製したデンチャースペース義歯
29　咬合高径、配列位置、上下および左右のバランスなどのすべてに変更が加えられた

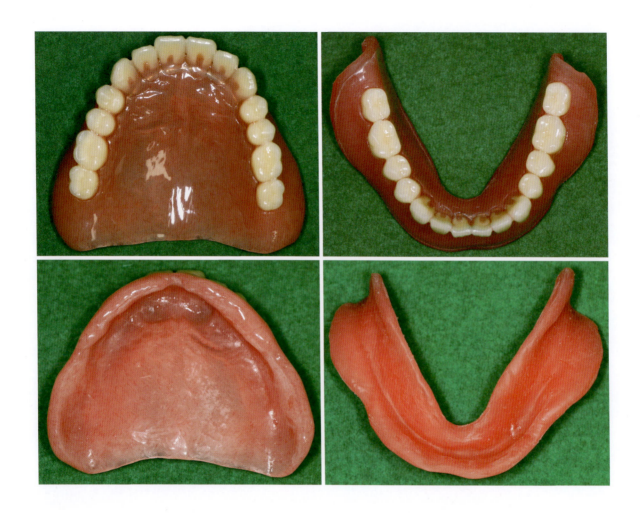

30 吸収した顎堤部の義歯床が厚くなっていることがわかる

| 30a | 30b |
| 30c | 30d |

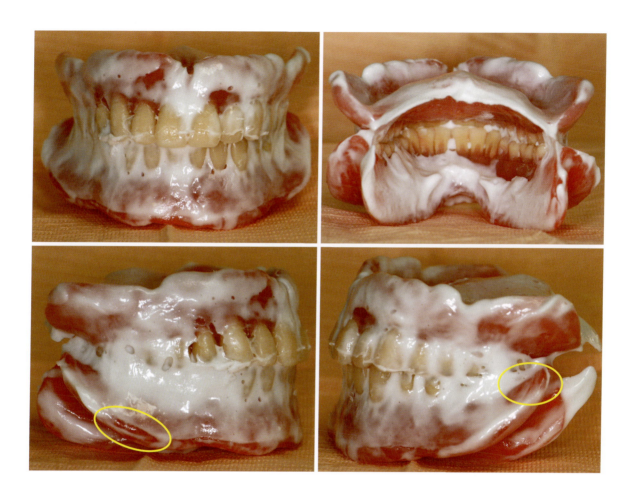

31 義歯周囲筋による抱き込みが起こるように、微調整を行った

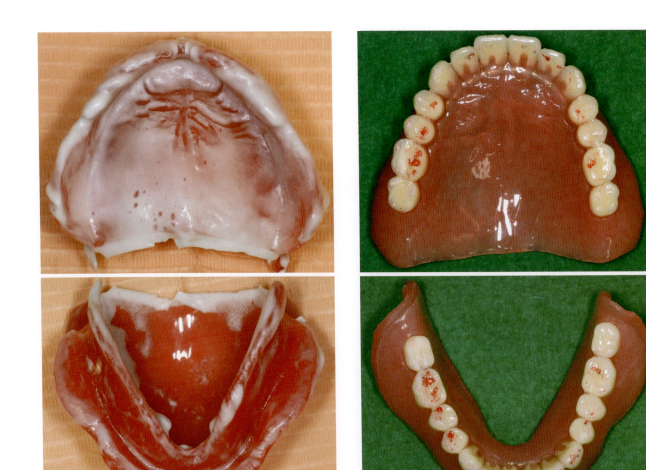

32 微調整時の上下顎総義歯の粘膜面
33 フルバランスの要素を含んだリンガライズドオクルージョンを目指した

ESSENTIAL 1 補綴　　CASE 3

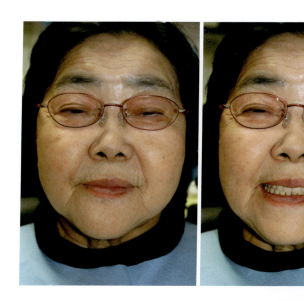

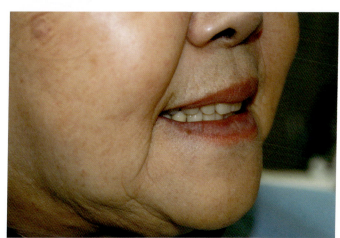

34 下顎総義歯は吸着し、痛みなく咀嚼できるようになったと喜ばれた
35 口もとには力強さが感じられた

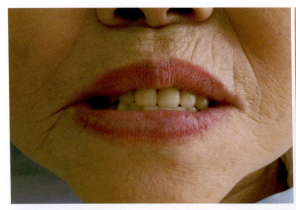
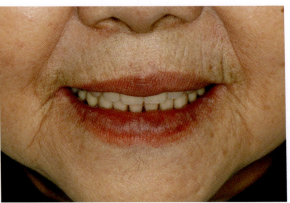
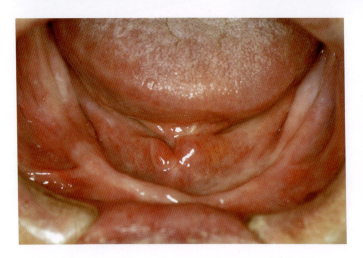
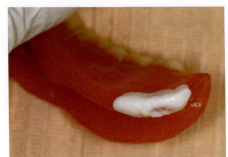

36 a:初診時、旧義歯を装着した口もと。b:新義歯装着時の口もと
37 セットから1週後（滞在最終日）の下顎顎堤。患者は、臼歯部にわずかに圧迫があることを気にしていた
38 圧迫部を特定し、局所的にリリーフして痛みは消失した

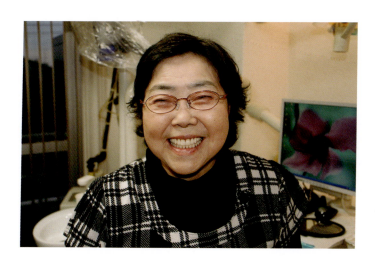

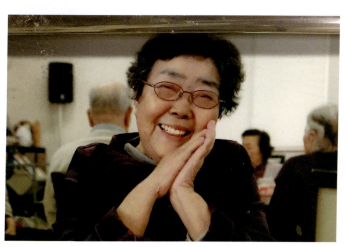

39 患者から、痛みなく食べられると、たいへん喜ばれた
40 7年経過後、無調整で現在も問題なく使用できていることを、遠方より写真でご報告いただいた。総義歯作製の方法論はさまざま存在するが、筆者の臨床実感を正直に記すとすれば、このデンチャースペース義歯理論こそがベストであると強く確信している。提唱者である加藤武彦先生に、筆者の多くの患者とともに心から感謝する次第である

SYNAPSE CASE 3

デンチャースペース義歯：総義歯難症例 2

82歳、女性
著しい顎堤吸収のみならず、
強い口輪筋と顎堤に覆い被さる
硬い口腔底粘膜に悩まされたが……

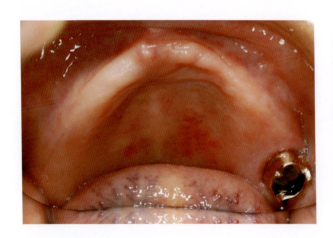
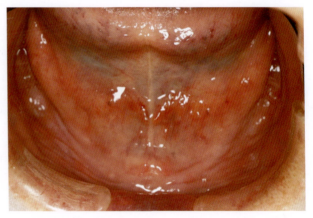

| 1 | 2 |

1 82歳、女性。主訴は義歯が浮く、痛くて咬めない。初診時の上顎咬合面観。上顎前歯部はフラビーガムであった。現症は、上顎は⌊7のみ残存、下顎は無歯顎、15年以上前に現在の状況になり、義歯ではうまく咬めない状態がつねに続いているとのこと。その他に、インプラントなども勧められたが、糖尿病と高血圧であるため、外科治療をせずに通常の義歯による治療で治してほしいと希望した

2 同、下顎咬合面観。下顎顎堤は著しく吸収し、硬く、そして張り出した舌下部口腔底粘膜が顎堤に覆い被さっている状態であった

ESSENTIAL 1　補綴　　CASE 3／SYNAPSE CASE 3

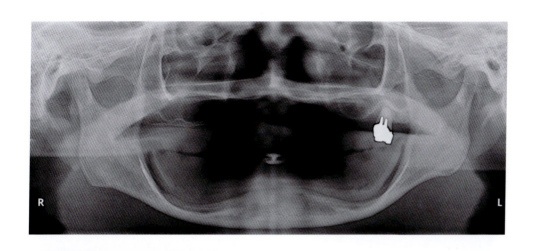

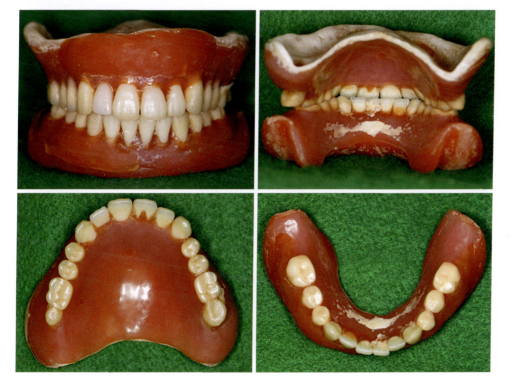

3　初診時のパノラマX線写真。上下顎ともに顎骨吸収が著しい

4　現在使用している義歯。義歯床辺縁形態をはじめ、改善できる点が多くあると考えられた

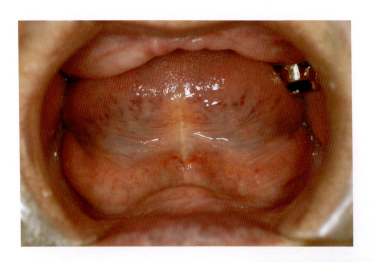

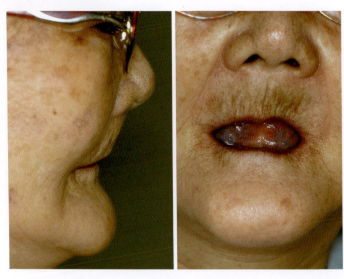

5 最も難しい問題は、舌下部口腔底軟組織の緊張が強く、硬く張り出して顎堤上に覆い被さっていることであった

6 さらに口輪筋の緊張が強く、義歯を出し入れすることも難しい状態であった

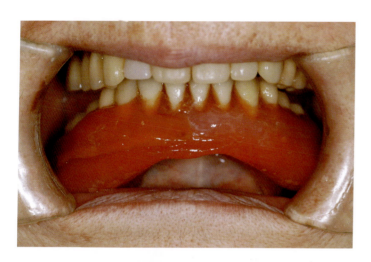

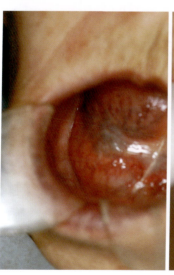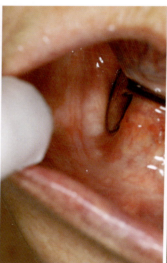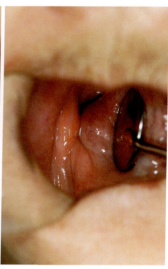

7 少し大きめに開口すると、周囲軟組織の緊張によって下顎総義歯は強くもち上げられ、上顎義歯にまで飛び上がるような状態

8 張り出した舌下部口腔底軟組織は硬く、ミラーで強く圧迫しなければ、顎堤もレトロモラーパッドも見えないほどであった

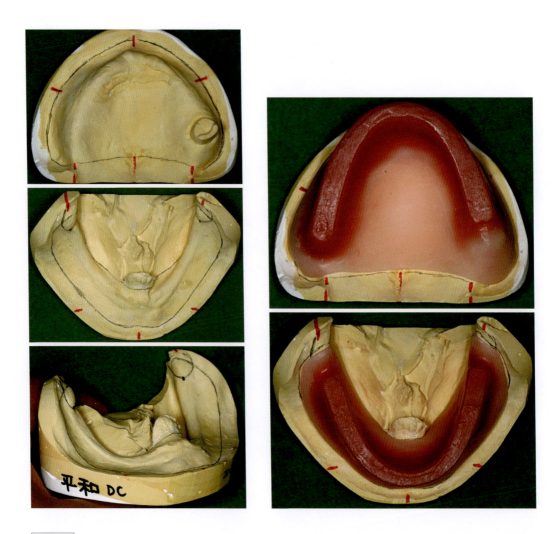

9 印象採得は著しく難しい操作になるが、硬く練ったアルジネートを使用して行った。模型上のメルクマールから、適切な咬合床を作製した
10 デンチャースペース義歯理論に基づいて作製された咬合床。すでに失われた顎堤が床で補われ、左右対称となっている

ESSENTIAL 1　補綴　　CASE 3／SYNAPSE CASE 3

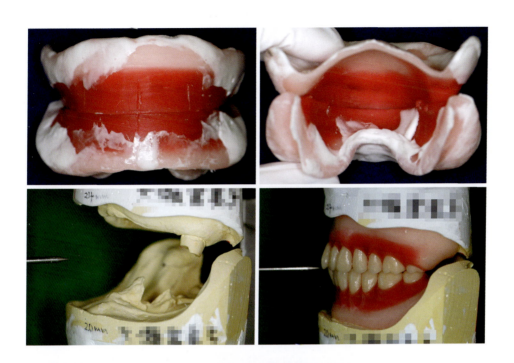

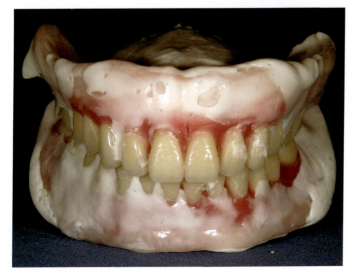

11a	11b
11c	11d

12

11　咬合採得と同時に、咬座印象を採得した（a、b）。リマウント後（c）、顎堤吸収量の大きさを改めて実感するも、通法どおりのステップでデンチャースペース義歯を作製した（d）
12　試適時。デンチャースペース印象によって義歯研磨面を含めて確認する

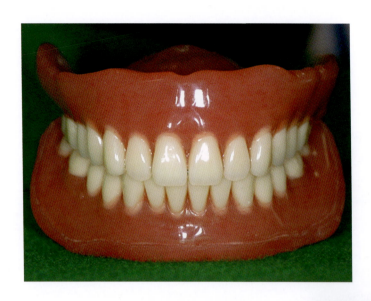

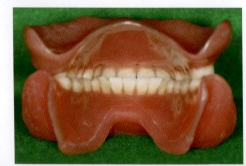

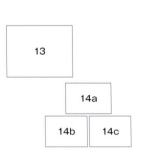

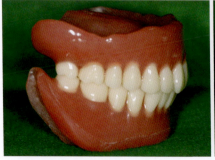

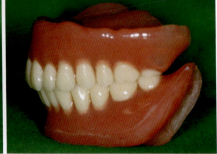

13 完成したデンチャースペース義歯
14 左右の対称性、後縁の一致、ハミュラーノッチからレトロモラーパッドへの「ハ」の字の開きなど、適切な形になったと思われた

ESSENTIAL 1　補綴　　CASE 3／SYNAPSE CASE 3

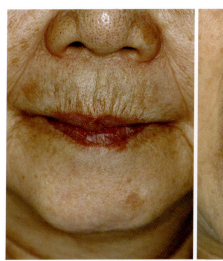
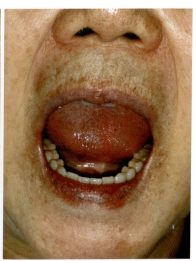
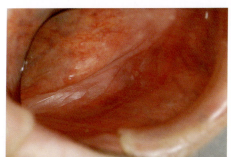
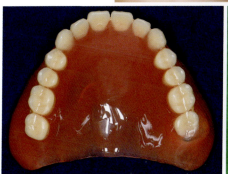
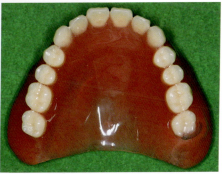
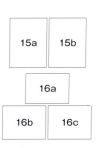

15 術者も驚くような吸着が得られ、大開口時にも下顎義歯は浮き上がらなくなった

16 セット後8ヵ月、右下臼歯部顎堤に圧迫が生じたと来院された。右下粘膜にわずかな圧痕があり（**a**）、調整によって改善した。すでに咬合面には咬耗が認められた（**b**：8ヵ月後、**c**：装着時）。患者はナッツが好きで、現在はアーモンドやピーナツなど何でも食べられると、とても喜んでくれた

127

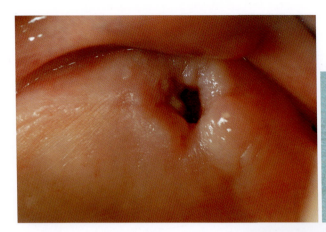
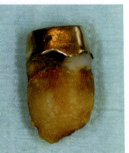
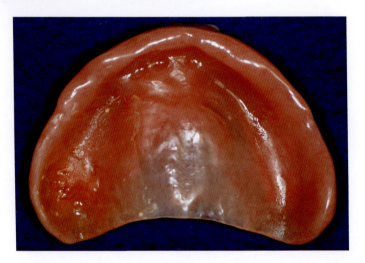

17 ３年後、7┘が自然脱落した。これは最初から想定していたことであり、義歯の安定にほとんど影響はなかった
18 義歯の7┘部を即時重合レジンで修正し、同じ義歯がそのまま使用可能となった

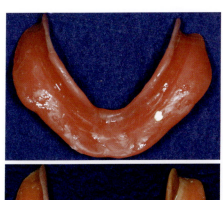

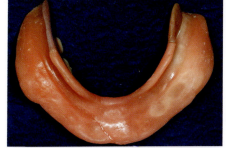

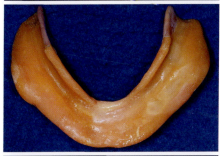

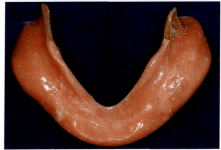

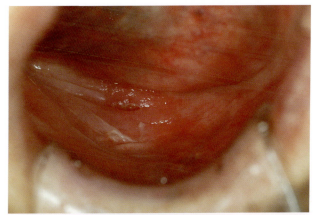

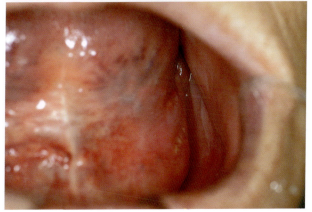

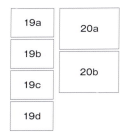

19 下顎義歯装着から8年経過までの変遷。数年ごとに軟質裏装材による直接法でのリベースを行っているが、9年目でいよいよ直接法では対応不可能となった

20 その間、時折義歯の圧迫を生じ、微調整を行って対応した

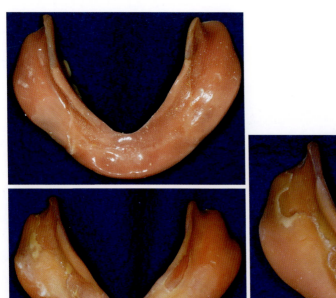
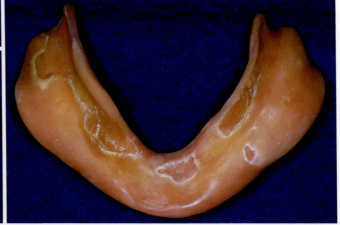
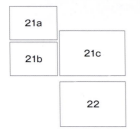
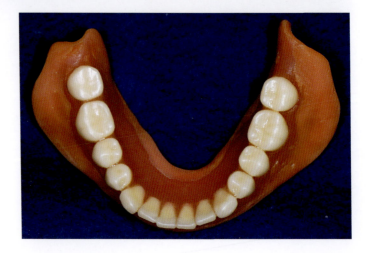

21 6年経過時（a）、7年経過時（b）、9年経過時（c）。粘膜面の適合は、直接法での対応ができないレベルに変化したため、間接法で修理することとした
22 9年経過時の下顎総義歯咬合面観。人工歯は咬耗し、日々機能してきた様子が感じられる

ESSENTIAL 1　補綴　　　CASE 3／SYNAPSE CASE 3

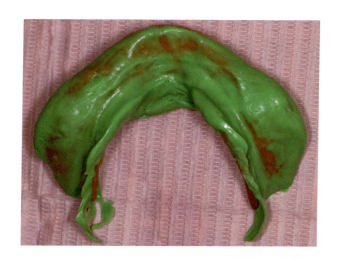

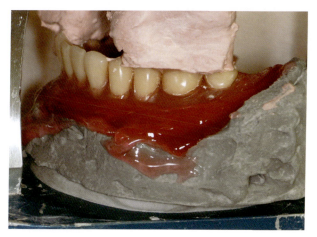

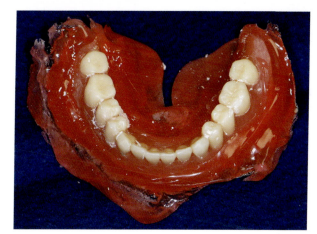

23　そのままシリコーン印象を行った
24　バーティキュレーターを使用し、軟質裏装材による間接リベースを行った
25　リベース直後

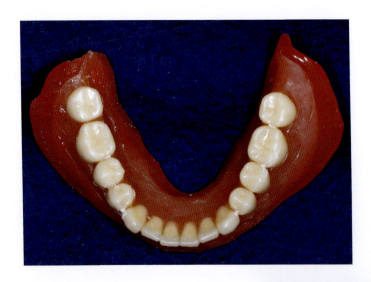

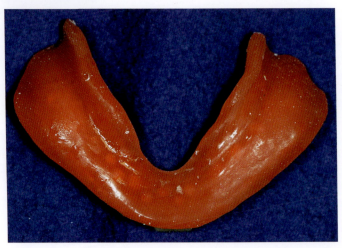

26 辺縁調整後の下顎総義歯咬合面観
27 同、粘膜面

ESSENTIAL 1　補綴　　CASE 3／SYNAPSE CASE 3

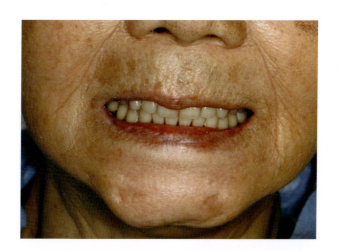

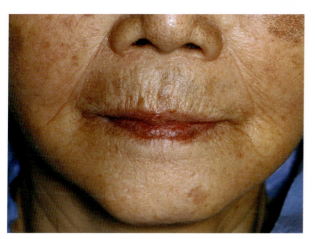

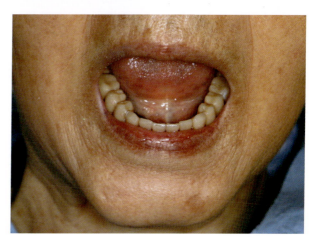

28　辺縁調整後の義歯を装着し、咬合調整を行った。強く咬んでも痛みがなくなった
29　バーティキュレーターにより、咬合高径もほぼ調整前と変化がない状態となった。患者はまったく変化を感じることがなく、自然な高さであるとのこと
30　大開口時の浮き上がりもなくなり、とても気持ちがよいと患者は喜んだ。極めて難しい症例であったが、デンチャースペース義歯によって良好な経過が得られている。この理論の有効性を強く確信する症例である

CASE 4

総義歯理論の部分床義歯への応用

75歳、女性
少数歯残存症例における
将来を見据えた対応

　75歳、女性。$\overline{3|3}$のみ残存のオーバーデンチャー症例であった。残存歯に動揺があり、義歯が吸着しない状態である。基礎疾患を有するため、インプラント治療を適応できず、従来の補綴治療での対応が必要な症例であった。少数ながら残存歯があるため、天然歯のあった位置に人工歯配列が行われており、デンチャースペース義歯理論における辺縁封鎖を行うことで、安定した吸着が得られると考えた。

ESSENTIAL 1　補綴　　　　　　　CASE 4

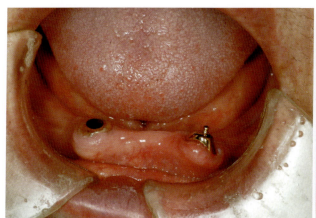
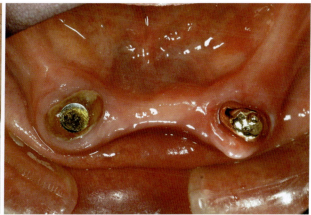
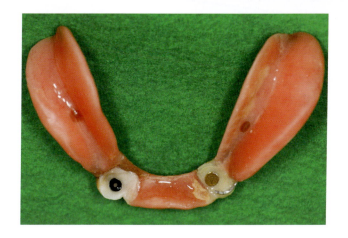

1a	1b
2	

1 75歳、女性。初診時の下顎咬合面観。主訴は、左下の歯が痛い、腫れている。痛くて咬めない。現症は、3|3 が残存し、|3 に磁性アタッチメント支台、3| に OP アンカー支台が付与されているが、|3 は動揺度 2 度、周囲歯肉は腫脹し、排膿が認められた。20年ほど前に下顎義歯となり、その後少しずつ歯を失いつつも、義歯を調整して維持してきたとのことであった

2 使用中の下顎義歯。2本の残存歯の骨植がよかった時代には問題なく維持されていたが、|3 の動揺が出始めてから安定しなくなったものと思われた。基礎疾患がありインプラント治療を適応できず、そのうえ今後は支台歯が減少する可能性が高いため、義歯そのものによる吸着で維持・安定できるようにする必要があると思われた

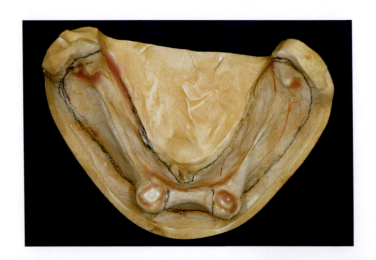

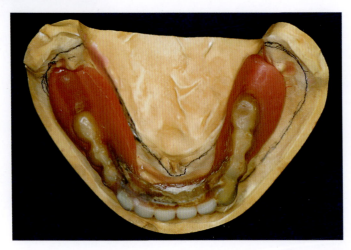

3 デンチャースペース義歯を作製できるような印象採得を行い、模型上に義歯の外形線を記入した
4 現在の義歯を合わせてみると、大きな修正が必要なことが明確にわかる

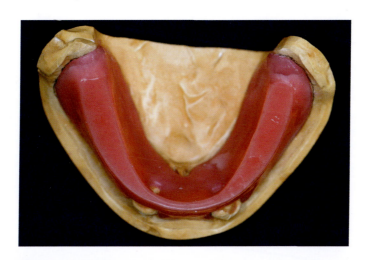
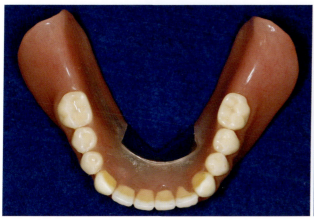
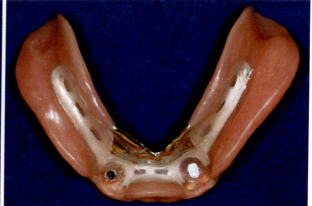

5 将来、無歯顎になっても、そのまま義歯を使用できることを目標にし、新義歯の作製に取りかかった
6 デンチャースペース義歯理論に則って作製されたオーバーデンチャー

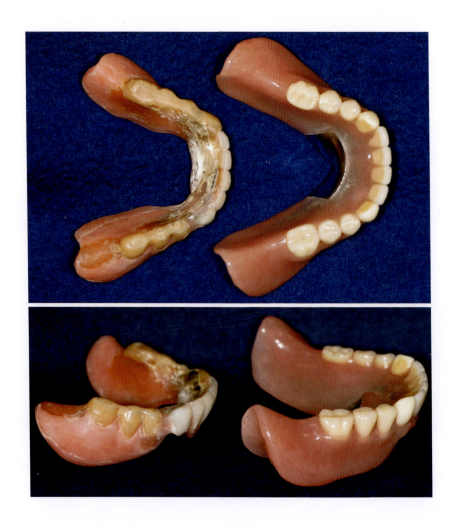

7a

7b

7 現在の義歯とはあきらかに辺縁形態が異なる（上顎は天然歯支台歯上のオーバーデンチャーであるため、配列は天然歯の位置と考えられる）

ESSENTIAL 1　補綴　　　　CASE 4

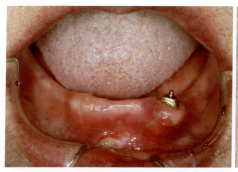
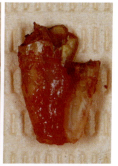

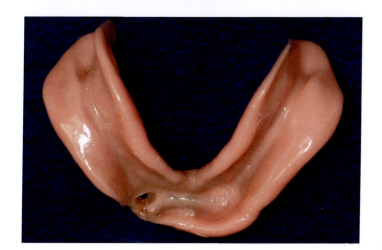

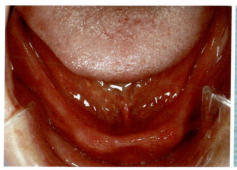
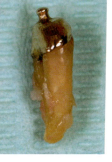

8a	8b
9	
10a	10b

8　2年経過時、3|が歯根破折によって失われた

9　しかしながら、義歯は微調整を行うことで、これまでと変わりなくそのまま使用可能であった

10　4年後、3|が脱落し、無歯顎となった

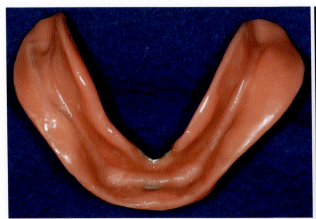
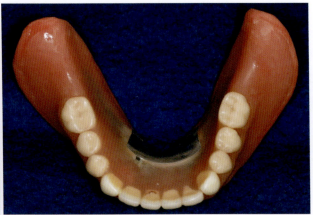
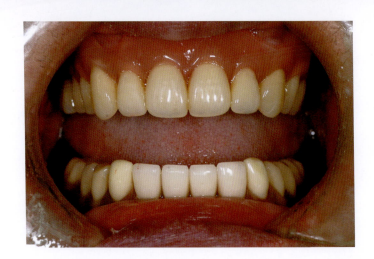

11a　11b

12

11 当然、そのまま調整を行い、義歯はデンチャースペース義歯となった
12 無歯顎となったが、これまでと同じ義歯を使用し続けることが可能であり、機能的にも大きな変化はなく、良好な状態が維持された

参考図書

- 金子一芳：私の臨床ファイル2 パーシャルデンチャーの100症例．医歯薬出版，東京，1987．
- 国島康夫：私の臨床診断──長期の信頼関係を求めて．医歯薬出版，東京，1990．
- Jan Egelberg Periodontics: The Scientific Way. Mosby Inc, 1992.
- 下野正基：治癒の病理──ペリオ・エンドの臨床のために．医歯薬出版，東京，1993．
- 谷口威夫：トータルから口をみる：患者さんが自ら治す歯科医療をめざして．松風，1999．
- 鈴木祐司，丸森英史：X線写真は語る──歯科臨床長期経過160症例．医歯薬出版，東京，2001．
- 加藤武彦：治療用義歯を応用した総義歯の臨床 いま総義歯に求められるもの．医歯薬出版，東京，2002．
- 小林千尋：楽しくわかるクリニカルエンドドントロジー．医歯薬出版，東京，2003．
- 前田芳信：臨床に生かすオーバーデンチャー──インプラント・天然歯支台のすべて．クインテッセンス出版，東京，2003．
- 澤田則宏，吉川剛正：誰でも治せる歯内療法 歯内療法専門医が1から明かすテクニック．クインテッセンス出版，東京，2007．
- 金子一芳（編）：パーシャル・デンチャー新時代 インプラントをどう活かすか．ヒョーロン・パブリッシャーズ，東京，2008．
- 加藤武彦（監）：総義歯難症例への対応 その理論と実際 ニュートラルゾーン理論によるデンチャースペース義歯．デンタルダイヤモンド増刊号，2009．
- 月星光博，福西一浩：治癒の歯内療法 新版（シリーズMIに基づく歯科臨床 vol.02）．クインテッセンス出版，東京，2010．
- 宮地建夫：症例でみる欠損歯列・欠損補綴レベル・パターン・スピード．医歯薬出版，東京，2011．
- 阿部 修：Evidence & Technique NiTiロータリーファイルを効果的に使う実践歯内療法．医歯薬出版，東京，2012．
- 井上 孝，武田孝之：創傷の治癒 歯髄・歯根膜・歯槽骨・歯肉そしてインプラントを病態論から解明する．医歯薬出版，東京，2013．
- 下地 勲，千葉英史（編）：歯の長期保存の臨床──私はこうして歯を守る！．デンタルダイヤモンド増刊号，2013．
- 木ノ本喜史：臨床根管解剖──基本的知識と歯種別の臨床ポイント（歯内療法成功への道）．ヒョーロン・パブリッシャーズ，東京，2013．
- Ricucci, Domenico, Siqueira Jr, José F: Endodontology. An integrated biological and clinical view. Quintessence Publishing, 2013.
- 阿部 修：マイクロスコープとNiTiロータリーファイルによるGPのAdvanced Endodontics．医歯薬出版，東京，2014．
- Ole Fejerskov, Bente Nyvad, Edwina Kidd, Dental Caries: The Disease and its Clinical Management, 3rd Edition, Wiley-Blackwell, 2015.
- 石井 宏：世界基準の臨床歯内療法．医歯薬出版，東京，2015．
- 鈴木 尚：症例から学ぶ咬合論──深い咬合をやさしく学ぶ Dr. 鈴木 尚の臨床Advice．ヒョーロン・パブリッシャーズ，東京，2015．
- Hargreaves, Kenneth M. Berman, Louis H: FACDCohen's Pathways of the Pulp Expert Consult, Eleventh Edition, Elsevier Inc., 2016.
- 田中五郎：デンチャースペース義歯──その理論と製作法．デンタルダイヤモンド社，東京，2016．
- 眞坂信夫（編著）：i-TFC 根築1回法による歯根破折歯の診断と治療．医歯薬出版，東京，2016．
- 阿部 修，大野純一，景山正登：GPのためのマイクロスコープを応用したウルトラソニックインスツルメンテーション．医歯薬出版，東京，2017．

有歯顎（インプラントを含む）オーバーデンチャーと無歯顎総義歯の治療方針

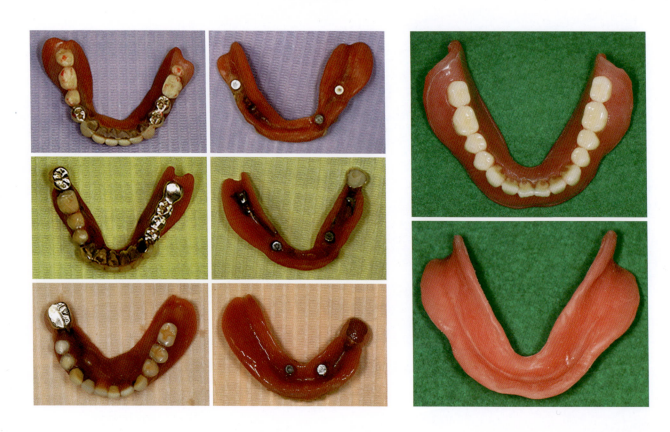

有歯顎では、基本的に義歯床を小さく作製することが可能であり、その状態で長く使用されているケースが多い。つまり、患者が慣れ親しんだ形態を変えない方針で治療を進めることが可能となる。一方、無歯顎では失われた顎堤を床で補い、辺縁封鎖によって吸着を向上させ、天然歯がもともとあった位置に人工歯配列を行う方針とする。つまり、同じオーバーデンチャーであっても、2つのまったく相反するアプローチとなる場合がある

ESSENTIAL 1 補綴

補綴のMASTER POINT

- 患者の訴えや希望をよく聞き、患者と術者のエンドポイントをすり合わせる（オーバーデンチャーと総義歯とでは、アプローチが異なる：左頁参照）。
- インプラントオーバーデンチャーによって劇的に義歯の安定が得られる。
- 患者が慣れ親しんだ義歯の形態を変えないで機能させることができれば、それに越したことはない。
- 将来の変化に対応すべく、積極的な介入が必要な場合があり、そのタイミングが重要である。
- インプラント治療というオプションを提供できる技術をもっていることも必要である。
- 喪失前の天然歯の位置、天然歯列の咬合関係の情報は最も重要である。
- 臨床では、教科書どおりのセオリーは通用しない。
- 最も大切なことは、患者との信頼関係である。

著者略歴

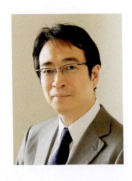

2000年　東京歯科大学 卒業
　　　　医療法人社団 平和歯科医院 勤務
2002年　東京歯科大学 大学院 入学
2006年　東京歯科大学 大学院 修了 歯学博士
2006年〜東京大学医科学研究所 幹細胞組織医工学研究部門 客員研究員（〜2008年）
　　　　医療法人社団 平和歯科医院 開業
　　　　東京歯科大学 非常勤講師
2016年〜日本歯内療法学会 国際交流委員会
2018年〜関東歯内療法学会 常任理事

歯科臨床ビジュアライズ
教科書にはない臨床家の本道 補綴篇

発行日	2018年3月1日　第1版第1刷
著　者	阿部 修
発行人	濱野 優
発行所	株式会社デンタルダイヤモンド社
	〒113-0033 東京都文京区本郷 3-2-15 新興ビル
	電話＝03-6801-5810 ㈹
	https://www.dental-diamond.co.jp/
	振替口座＝00160-3-10768
印刷所	能登印刷株式会社

ⓒ Shu ABE, 2018

落丁、乱丁本はお取り替えいたします

● 本書の複製権・翻訳権・上映権・譲渡権・公衆送信権（送信可能化権を含む）は㈱デンタルダイヤモンド社が保有します。
● JCOPY 〈㈳出版者著作権管理機構 委託出版物〉
本書の無断複写は著作権法上での例外を除き禁じられています。複写される場合は、そのつど事前に㈳出版者著作権管理機構（TEL:03-3513-6969、FAX:03-3513-6979、e-mail:info@jcopy.or.jp）の許諾を得てください。